これだけは知っておきたい
気管支喘息の基礎知識

―見逃していませんか？ あなたの喘息症状―

昭和大学附属豊洲病院内科助教授

編集 田中 一正

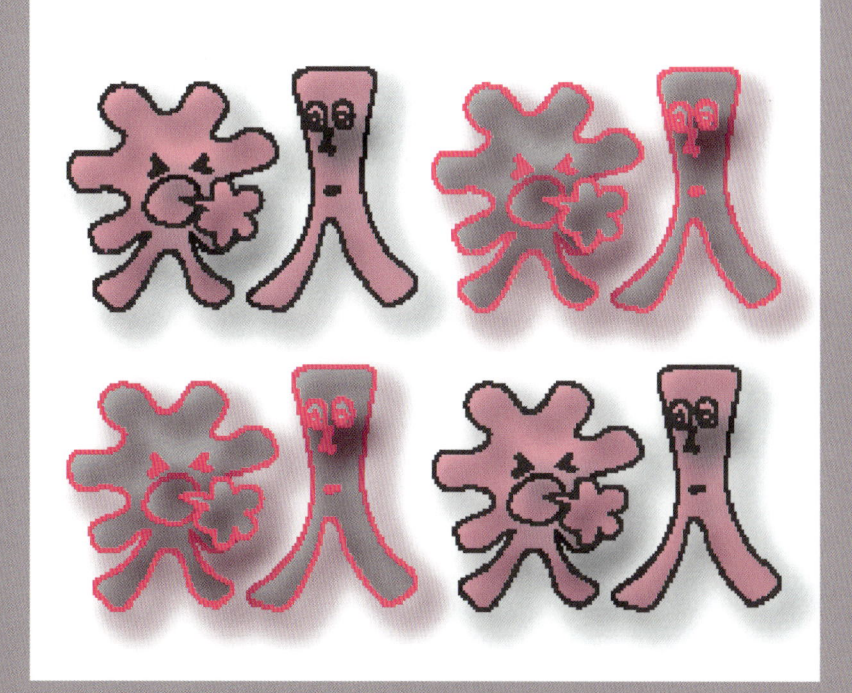

永井書店

■ 執筆者一覧

●編集
田中　一正 [昭和大学附属豊洲病院内科：助教授]

●執筆者（五十音順）
金子　教宏 [鉄蕉会 亀田総合病院呼吸器内科：部長]
田中　一正 [昭和大学附属豊洲病院内科：助教授]
灰田美知子 [茂恵会 半蔵門病院：副院長]
古井　秀彦 [古井医院：院長]（岐阜県垂井町）
吉原　重美 [獨協医科大学小児科学（内分泌）：講師]

はじめに

　気管支喘息という病名は日常巷での会話の中に聞かれることの多い病気であるにもかかわらず、またこれほどまでに情報が流れる時代になったにもかかわらず、外来に来られたり健康相談に来られる方々は『喘息』という自分の病気に対して、あまりにも無頓着であったりあるいは神経質過ぎたりするように思われます。実際に患者さんを診る立場とすればどちらも困るのです。

　『息が苦しいのですがこれくらいなら大丈夫です』『秋からずっと咳が止まりません』『夜になるとぜいぜい、ヒューヒュー、喉で音がするのですが大丈夫でしょうか』『風邪がず〜っと治らないのです』『喘息は死なない病気だと思っていました』などの言葉は、この本を読んでみようと思われる方なら一度はお医者さんの前で訴えられたことがあるのではないでしょうか。

　本書は、患者さんと接する医療従事者の方々や患者さん本人、御家族の皆さんに、困ったときに是非紐解いていただきたい書籍です。あなたが今困っていることは他の患者さんも困っていることなのです。この本を読みながら一緒に解決していきましょう。

　今の時代、患者さんの自己管理の必要性が叫ばれています。患者さんからすると『専門の話など難しくて』とお思いでしょうが、現在の治療法においては、吸入をしたり、時間に合わせて薬を飲んだり、生活環境を整えたりと、医師が手助けできない御本人の常日頃の努力の継続が治療を有効にしています。『何のために』『なぜ』を知って頂き一緒に続けてほしい治療法がここにあります。患者さんと接するのは何も医師ばかりではありません。看護師さん、検査技師さん、薬剤師さん、リハビリテーションの先生、保健師さんなどの皆さんが患者さんを支えています。この本では実際に患者さんから寄せられた多くの質問とその回答、また医師から読者の皆さんへ是非とも伝えたい『知っていてほしいこと』をまとめました。医療従事者の方々にとっては患者さんをサポートするためのヒントがこの本の中に多々あるはずです。患者さんをよりよい快適な環境に導くために活用できる書籍に仕上がったと自負しています。

　こんな思いがあり余り過ぎていささか難しい記述やくどい箇所も多少は見受けられるかと思います。もしもあなたがこの本を手に取って『難しいな』と感じられたときには、思い切って本書を主治医のもとに持参し解説を受けてみて下さい。必要なことはここに込められています。もっと簡単にではなく一緒に努力するために、あなたの病気とあなた自身が戦うために、みんなで一緒に頑張りましょう。

　本書の御執筆に御協力下さった先生方は、第一線で毎日多くの患者さんを診、健

康相談や患者さん方との講演会で御活躍中の方々です。そうした先生方が常日頃受ける質問をもとにしながら、わかりやすく役立つように御執筆下さいました。この場を借りて貴重なお時間をお割き頂きました、灰田美知子先生、古井秀彦先生、吉原重美先生、金子教宏先生に厚く御礼を申し上げます。

　また最後に、本書の刊行に終始御尽力頂きました永井書店の高山静編集長、渡邉弘文氏に深く感謝致します。

　平成16年5月吉日

　　　　　　　　　　　　　　　　　　　　　　　　　　　　　田中　一正

目　次

● **あなたはこんな例にあたっていませんか**　　　1
　　症例1：58歳、男性……1
　　症例2：73歳、女性……1
　　症例3：30歳、男性……2

1．喘息とは

知っていてほしい基礎知識

・喘息とは　　　3

Q&A

1. 喘息の主な症状にはどのような症状があるのですか？　どのような症状が出たら病院に行ったらよいのでしょうか？　　　5
2. 咳をひどく繰り返すので病院に行ったら喘息と言われました。咳だけの喘息もあるのですか？…5
3. 咳がひどく息も詰まるので病院に行ったところ、喘息ではないと診断されました。私には自分が喘息だとしか思えないのです。診断が間違っているのではないでしょうか？　　　6
4. 病院ではどのような問診をするのですか？　　　6
5. 病院ではどのような検査をするのですか？　　　7
6. 喘息とは、気道が炎症を起こして、むくみがあることだと言われました。どういうことですか？　　　8
7. 気道の炎症を知る検査はどのような方法ですか？　　　10
8. 気道が過剰に反応していると言われましたが、どのような検査をするとわかるのですか？　　　10
9. 喘息はアレルギー性炎症と言われましたが、どのようなことなのでしょうか？　　　10
10. アトピー型喘息と非アトピー型喘息の違いを教えて下さい。　　　11
11. 発作がないときにも定期的に受診しなくてはいけませんか？　発作が起こらなければ、放っておいてよいのでしょうか？　　　11
12. 喘息発作を起こせば起こすだけ症状は悪化するそうですが、その理由を教えて下さい。　　　12
13. 喘息は完治しないと聞いていますが、本当でしょうか？　　　12
14. 喘息はどうしても治らないのですか？　長い間の苦しみですが、なんとかする方法はないのですか？　　　12
15. 喘息の患者はやはり喘息で死ぬのでしょうか？　　　13
16. 喘息患者の予後はどうなのですか？　　　13
17. 喘息の症状で苦しんでいますが、今の喘息治療はどの程度進んでいるのですか？　　　14
18. 喘息治療ガイドラインがあると聞きましたが、どの程度守られているのですか？　　　15
19. 小児喘息と言われましたが治らないのですか？　　　15
20. 65歳を過ぎてからでも喘息になるのでしょうか？　また、高齢者でも完治するのでしょうか？　高齢者でも自分自身で喘息をコントロールすることは可能でしょうか？　　　16
21. 3年前に喘息を発症しました。家族に喘息患者がいますが遺伝なのでしょうか？　　　16
22. 結婚したいのですが遺伝が心配です。　　　17
23. 喘息は突然発症したりするものなのでしょうか？　　　17

MEMO　日内変動…4／好酸球が気管支喘息にとって重要物質…9

2. 喘息の危険因子——環境因子とアレルゲン

知っていてほしい基礎知識

- 喘息はアレルゲンによって誘発される疾患の1つ ……………………………………… 18
- 抗原、アレルゲン、IgE ……………………………………………………………………… 19
- 血液検査でわかるアレルギー因子 ………………………………………………………… 19
- 吸入性アレルゲン（抗原）の一覧 ………………………………………………………… 20
- 吸入性抗原の除去・回避 …………………………………………………………………… 20
- スギ花粉症と咳、スギ花粉曝露への対応法、ハウスダストやダニ因子があれば単なる花粉症ではない ……………………………………………………………………………… 21
- ダニの排除 …………………………………………………………………………………… 21
- 食餌性抗原の除去・回避 …………………………………………………………………… 22
- 理想的な室内環境 …………………………………………………………………………… 22
- 喘息と気象条件（環境日誌もつけてみましょう、天候や温度変化も影響） …………… 23
- 季節と発作 …………………………………………………………………………………… 23

Q&A

1. "アレルゲン"ってなんですか？ ………………………………………………………… 24
2. アレルゲン検査が陰性でも発症することはあるのでしょうか？ …………………… 24
3. アトピー性皮膚炎の治療を受け、治りかけた頃から喘息が出始めました。喘息と皮膚炎は関係あると聞きましたが、どのような関係があるのでしょうか？ ………… 25
4. 6～8月はいくぶん楽なのですが9月半ばより咳痰がひどく苦しんでいます。12月や1月は呼吸も苦しく困っています。頑固な咳はなんとかならないものでしょうか？ …… 25
5. 寒い季節に注意することはありますか？ ……………………………………………… 26
6. 寒くなると息が苦しくなるので出歩くのが大変です。出歩くと咳が出るので飴玉をしゃぶり、咳込むときは水を多く摂るようにしています。何かよい方法はありますか？ … 26
7. 仕事場に行くと咳が止まりません。仕事と関連があるでしょうか？ ……………… 26
8. 家に帰ると咳が出ます。 ………………………………………………………………… 27
9. 畳はよくないのでしょうか？ …………………………………………………………… 27
10. 夜、布団に入ると咳が出ます。予防法はありますか？ ……………………………… 27
11. 交通量の多い道路沿いに住んでいます。ここに住んでから喘息が出ています。それでも窓を開けて換気をした方がよいですか？ ………………………………………… 27
12. 室内冷房で発作が起きます。 …………………………………………………………… 28
13. お風呂で発作が起きます。 ……………………………………………………………… 28
14. イヌとネコを飼っています。最近喘息と言われました。動物のアレルギーもあると言われましたが、今、飼っているイヌやネコは捨てられません。どうしたらよいでしょうか？ … 28
15. 蚊の飛ぶ中に入ると咳発作が出ます。関連はありますか？ ………………………… 29
16. 喘息の増悪因子として食べ物もあるとききましたがどうすればわかりますか？ … 29
17. アレルギー性結膜炎をもっています。近視でコンタクトをしていますが、治療としての目薬はいつさせばよいのでしょうか？ ……………………………………………… 29
18. 鼻水がひどいときに鼻用の吸入ステロイドを使っていますが、最近は咳も出ます。しっかり止める方法はないでしょうか？ ………………………………………………… 29
19. 喘息予防のための日常生活の過ごし方を教えて下さい。 ……………………………… 30

3．喘息の増悪因子

知っていてほしい基礎知識

- 風邪と感染症 ―――――――――――――――――――――― 31
- 感染は発症、悪化の因子 ――――――――――――――――― 31
- アスピリン喘息 ―――――――――――――――――――――― 31
- 運動による発作誘発 ――――――――――――――――――― 32
- タバコの基礎知識 ―――――――――――――――――――― 32

Q&A

1. 風邪をひいたときの苦しさは気管支拡張剤では治らず点滴をしています。何かよい対処法はないでしょうか？ ・・33

[アスピリン喘息]

2. アスピリン喘息と気管支喘息とは違うのでしょうか？ ・・・・・・・・・・・・・・・・・・・・・・・・・・・・・・・・・・・33
3. アスピリン喘息と診断されたら何に気をつけなければいけないでしょうか？ ・・・・・・・・・・・・34
4. 女性や高齢者の割合が高いというのは本当でしょうか？　また、子どもにはアスピリン喘息の発作は起こらないのでしょうか？ ・・34
5. 薬を飲んでからどのくらいの時間で発作は出るのでしょうか？ ・・・・・・・・・・・・・・・・・・・・・・・・・・34
6. 塗り薬や湿布でも発作を起こすことがあると聞きましたが本当ですか？ ・・・・・・・・・・・・・・・・35
7. 喘息があるからと歯医者さんでは歯を抜いてくれません。グラグラしている歯に入れ歯をかけているので食事に不便で、食欲が落ちています。我慢するしかないのでしょうか？ ・・・・・・・35
8. 風邪薬や痛み止めがほしいときにはどうしたらよいでしょう。漢方薬はどうですか？ ・・・・・・36
9. 食品添加物や歯磨き粉でも発作が起こるのですか？ ・・・・・・・・・・・・・・・・・・・・・・・・・・・・・・・・・・・・・・36
10. ハナタケというものがよくできるそうですが、それはどんなものですか？　ハナタケの治療はどうするのでしょうか？ ・・・36
11. 唐辛子が咳や喘息を誘発させると聞きましたが本当ですか？ ・・・・・・・・・・・・・・・・・・・・・・・・・・・・37

[運動誘発性喘息]

12. 運動誘発性喘息とはなんですか？ ・・37
13. 運動誘発性喘息はどのような患者に発作が出やすいのでしょうか？ ・・・・・・・・・・・・・・・・・・・・・・38
14. ウォーミングアップはどの程度すればよいのでしょうか？ ・・・・・・・・・・・・・・・・・・・・・・・・・・・・・・・39
15. 運動前の薬物服用・投与により発作を予防できるのでしょうか？ ・・・・・・・・・・・・・・・・・・・・・・・・39
16. マスクの着用で発作を予防できるのでしょうか？ ・・39
17. 喘息があってもオリンピック選手になれますか？ ・・39
18. 運動誘発性アナフィラキシーとはなんですか？ ・・40

[タバコ]

19. タバコ、嗜好品は大丈夫ですか？ ・・40
20. 喫煙が原因で喘息になるなんてことはあるのでしょうか？ ・・・・・・・・・・・・・・・・・・・・・・・・・・・・・・41
21. 喫煙とアレルギーは関係があるのでしょうか？ ・・42
22. 私は喘息です。タバコを吸うのが悪いとはわかっています。タバコを吸うと喘息の治療も進まないそうですが、具体的にはどんな影響があるのでしょうか？ ・・・・・・・・・・・・・・・・・・・・・・・・・・42
23. どうしてもタバコが止められないのですが、禁煙を成功させるための教室や施設のようなものはありますか？ ・・・42
24. 受動喫煙で発作が起こることはあるのでしょうか？ ・・・・・・・・・・・・・・・・・・・・・・・・・・・・・・・・・・・・・43
25. 今は禁煙していますが、タバコを一生吸うことはできないのでしょうか？ ・・・・・・・・・・・・・・43
26. タバコの影響で吸入ステロイドや拡張剤の効果が落ちることはありますか？ ・・・・・・・・・・・・・43
27. 酒を飲むと時々喘息症状が出ることがありますが、これは体調によるのでしょうか？ ・・・・・・44

28．喘息の人が酒とタバコと上手につきあう方法はありますか？ ……………………………44
　　　　MEMO　運動誘発発作喘息の発症機序…37／過呼吸…38／過換気症候群…38／アナフィラキシー…40

4．ストレスと喘息

知っていてほしい基礎知識

- ストレスで起こる喘息 ――――――――――――――――――――――――45
- 喘息は気の病気か ――――――――――――――――――――――――――45
- 喘息由来のうつ状態 ―――――――――――――――――――――――――45
- 生理との関係 ――――――――――――――――――――――――――――45

Q&A

1．環境が変わり何かと気づまりなのですが、そのようなときは悪化しますか？ …………46
2．喘息に縛られて生きていくのはいやです。………………………………………………46
3．自分の喘息を知られたくありません。……………………………………………………46
4．喘息患者は甘ったれ？ ………………………………………………………………46
5．人前で吸入器を使うのが恥ずかしいのですが…。………………………………………47
6．家族に疎まれたら…。…………………………………………………………………47
7．子どもの頃、親に「咳ばかりして悪い子だ。さっさと死んでしまえ」と言われました。…47
8．あまり激しく動けませんし、身体がだるくて休みがちなので人からは怠け者扱いされます。……47
9．痰を切ると周りの人にいやな気持ちを与えるのではないかと心配です。………………48
10．気管支の炎症で口臭が気になります。……………………………………………………48
11．病院が休みになると発作が出ます。………………………………………………………48

5．薬物療法と生活

知っていてほしい基礎知識

- ステロイドホルモンの知識(作用と副作用、ステロイドとは何か、抗炎症、抗好酸球作用の必要性、ステロイドの副作用) ―――――――――――――――――――49
- 同じ吸入でも意味が違う気管支拡張剤と吸入ステロイド ――――――――――50
- 吸入ステロイドは安全 ―――――――――――――――――――――――――51
- 吸入ステロイドの作用と副作用 ―――――――――――――――――――――51
- 効果的な長期管理には吸入ステロイドを ―――――――――――――――――53
- 吸入ステロイドと同じ成分は鼻炎、皮膚炎にも有効 ――――――――――――53
- 気管支拡張剤の知識 ―――――――――――――――――――――――――53
- 貼付式気管支拡張剤 ―――――――――――――――――――――――――54
- 抗アレルギー剤の知識(抗ヒスタミン、抗ロイコトリエン、抗トロンボキサン、作用と副作用) ―――――――――――――――――――――――――――――54
- 減感作療法 ―――――――――――――――――――――――――――――54
- リリーバー(発作治療薬/対象薬)とコントローラー(長期管理薬/予防維持薬) ―55
- 長期管理薬一覧 ―――――――――――――――――――――――――――56
- 発作治療薬一覧 ―――――――――――――――――――――――――――57
- 成人気管支喘息治療ガイドライン ―――――――――――――――――――57
- 小児喘息治療ガイドライン ―――――――――――――――――――――――58

- 吸入の種類と吸入手技 ———————————————————————— 60
- ピークフローとは ———————————————————————————— 62

Q&A

1. 喘息の治療を毎日はしていません。薬も飲んでいません。咳が出たときと埃っぽいときだけ吸入しています。毎日した方がよいでしょうか？ ……………………………………… 65
2. 同じ薬を毎日飲んでいますが大丈夫でしょうか？ ………………………………………… 65
3. 発作が起きたとき、まずどんな薬を飲んだらよいのでしょうか？ ……………………… 65
4. 喘息の薬を飲んだら少し手が震えるようなので、勝手に薬を止めていますが、今のところ発作は起こりません。このままでよいのでしょうか？ …………………………………… 66
5. 吸入ステロイドと気管支拡張剤は併用してもよいのでしょうか？　例えば苦しいときにアルデシン® とメプチンエア® を同時に使ってもよいのでしょうか？ ……………………… 66
6. 吸入ステロイド（プロピオン酸ベクロメタゾン：BDP）を吸入した後必ず咳が出ます。どうしたらよいのでしょうか？ ……………………………………………………………… 67
7. 気管支拡張剤の吸入と吸入ステロイドを使っています。毎日の定期吸入ではどちらを先に吸入した方がよいのでしょうか？ ………………………………………………………… 67
8. 吸入ステロイドは心臓に影響ないのでしょうか？ ………………………………………… 67
9. 吸入薬は心臓に悪いと書いてありますが、どれくらいならば使ってよいのでしょうか？ ……… 67
10. 吸入器を使うと死んでしまうと言われました。使わない方がよいのでしょうか？ ……… 68
11. 気管支拡張剤を長年使用しています。新聞に気管支拡張剤の副作用で死亡事故があったと出ていました。このまま飲み続けても大丈夫でしょうか？ ………………………………… 68
12. 自分の使っている薬が気管支拡張剤かステロイドか、ほかの薬なのかわかりません。 …… 68
13. テオフィリン系の薬剤を飲まないと苦しくなりますが、ずっとこの薬を飲まないと気管支が狭くなってしまうのでしょうか？ …………………………………………………… 69
14. 痰が切れにくくて困っています。痰を切る薬を教えて下さい。 ………………………… 69
15. 咳をすると痰が出ます。喘息の人は咳止めは飲まない方がよいのでしょうか？ ……… 69
16. 喘息、鼻炎、それぞれ吸入ステロイドを使っています。両方同時に使ってよいでしょうか？ … 70
17. 吸入ステロイドをずっと続けています。悪いときはプレドニン® も使います。両方ともステロイドと聞きますが併用しても大丈夫なのでしょうか？ …………………………… 70
18. プレドニン®（経口ステロイド）は最初 20～30 mg くらいを内服して症状を抑えて、ゆっくり少なくしていかないと危険だと聞きました。状態がよくなったらどのくらいで止めてよいのでしょうか？ ……………………………………………………………………………… 71
19. 調子の悪いときにステロイドを内服するように言われていますが、ステロイドに頼るのも恐ろしい気がします。どの程度まで飲んでもよいのでしょうか？ ………………………… 71
20. 状態のよくないときにはステロイド薬を続けて飲んでもよいのでしょうか？ ………… 71
21. 長期間薬を常用して大丈夫でしょうか？　副作用は心配ないでしょうか？ …………… 71
22. 高血圧と高脂血症の薬を飲んでいます。喘息の薬も飲んでいますが、長い間、一緒に飲んでもよいのでしょうか？ ……………………………………………………………………… 72
23. 吸入気管支拡張剤は、それぞれ強さが違うものなのでしょうか？ ……………………… 72
24. 朝晩の内服薬をもらっています。吸入薬はもらっていません。苦しいときは1日に4回くらい薬を飲みます。これでよいのでしょうか？ …………………………………………… 72
25. 昨年から1年間発作が起こりません。吸入ステロイドのフルタイド® 、テオロング® 、メプチン® 、オノン® を使用しています。薬は止めたいのですが何を目安にしたらよいのでしょうか。あるいは飲み続けるべきなのでしょうか？ ……………………………………… 73
26. ホクナリン® テープが大変痒いので困っています。早く治る方法はないのでしょうか？ ……… 73
27. アルデシン® の吸入を1回2吸入で1日4回行うように言われていますが、それでもよくなりません。薬を増やすと副作用が心配です。………………………………………… 73

28. 吸入ステロイドと気管支拡張剤の内服と抗アレルギー薬を続けています。最近は発作が続き、少し動いても苦しい状態です。これから先、どんどん悪くなるのでしょうか？ ……… 74
29. 炎症を抑え気道の過敏性を抑える普段から使う薬には、どんな種類がありどんな方法があるのですか？ ……… 74
30. 減感作療法はよく効くと言われていますが、すぐにできますか？ ……… 74
31. 注射をしてもらうと発作が出なくなり、お医者さんに通わなくてもいいと聞きました。注射をして頂けますか？ ……… 75
32. 風邪のときは吸入ステロイドは休んだ方がよいのでしょうか？ ……… 75
33. 副作用が心配で吸入ステロイドを止めました。大丈夫でしょうか？ ……… 75
34. 主治医は吸入ステロイドを勧めますが、私の発作は軽いので必要ないと思います。 ……… 75
35. 発作止めを使ったのにすぐに苦しくなりました。続けて使ってもよいですか？ ……… 76
36. 早くよくなりたいので、ついつい吸入ステロイドを多めに用いてしまいます。適正回数以上に用いると何か副作用があるのでしょうか？ ……… 76
37. 体調のよい時期は薬を休んでいますが、ある時期になると、急に慌てて薬をもらって飲みます。薬を続けなければいけないときがあるのでしょうか？ ……… 76
38. 吸入直後は食事や飲み物をを摂らない方がよいのでしょうか？ ……… 77
39. 食事中や飲酒時に発作が出たときには気管支拡張剤を飲んでもよいのでしょうか？ ……… 77
40. 漢方薬は気管支喘息に有効でしょうか？ ……… 77
41. 毎日喘息発作が出ています。副作用の心配がないという漢方薬で治療を続けたいのですが、よい薬を教えて下さい。 ……… 78
42. 喘息薬で消化管出血のあることが新聞に載っていました。そのことを教えて下さい。 ……… 78
43. 私は吸入ステロイドを常用しています。苦しいときには経口ステロイドも使用しています。胃内視鏡で白帯がみられましたがどうしたらよいですか？ ……… 78
44. ステロイド吸入による声枯れや口内炎はなぜ起きるのですか？ 起こさない方法はありますか？ ……… 78
45. フルタイド® の吸入を始めてから体調はよいのですが声枯れがします。吸入は止めるべきでしょうか？ 続ける方がよいのでしょうか？ ……… 79
46. ベコタイド® とフルタイド® の違いを教えて下さい。 ……… 79
47. 吸入ステロイドを吸った後は楽に空気が吸える気がします。息苦しいときにも吸入しています。先生は1日に4回だけ定期的にしなさいと言いますが、苦しいときに使ってはだめでしょうか？ ……… 79
48. 吸入ステロイドの吸入を1日4回するように言われていますが、昼は仕事で出先が多く決まった時間にできません。それで発作が落ち着かないのでしょうか？ ……… 79
49. 吸入ステロイドは1日何回まで吸ってもよいのでしょうか？ ……… 80
50. 吸入ステロイドを使っているのに息苦しさが治りません。却って苦しい気がします。 ……… 80
51. 吸入ステロイドを健康な人が誤って吸ったらどうなりますか？ ……… 80
52. 吸入器の中の残量がわかりません。どのようにすれば確認できますか？ ……… 81
53. 吸入薬を朝晩使っていますが、朝忘れて外出したとき、晩に朝の分とまとめて吸入してもいいですか？ ……… 81
54. 携帯式の定量噴霧式吸入器と電気で噴霧を行う吸入器(ネブライザー)、どちらが効果があるのでしょうか？ ……… 81
55. 発作止めの吸入はいつどのようなタイミングで使うとよいのでしょうか？ ……… 83
56. 私は81歳です。吸入薬の使い方が下手だと言われました。どのような点に気をつければよいのでしょうか？ ……… 84
57. 私の通っている先生のところでは、飲み薬と吸入薬をくれますが、吸入の仕方を教えてくれません。行くたびに処方されて使わない吸入薬が10本も余っています。どうしたらよいでしょうか？ ……… 84

58. 正しく吸入ができているか自信がありません。簡単にチェックできる方法はありますか？ …… 85
59. ピークフローによる管理がよいといわれますが、何を管理されるのでしょうか？ ………… 86
60. 発作がどの程度になったらどう対処すればよいのですか？ …………………………………… 86
61. 発作を予防するための留意点は？ ……………………………………………………………… 87
62. 妊娠すると喘息はどうなりますか？ …………………………………………………………… 87
63. 妊娠中に突然発作が起きたときはどうすればいいのですか？ ……………………………… 87
64. 妊娠5ヵ月です。喘息発作が時々起こります。喘息治療はした方がよいのでしょうか？ … 88
65. 現在吸入ステロイド600μg吸入と抗アレルギー剤を内服しています。このまま妊娠しても大丈夫ですか？ …………………………………………………………………………………… 88
66. 妊婦が使用してはいけないのはどんな薬でしょうか？ ……………………………………… 89
67. 授乳中の内服薬は大丈夫ですか？ ……………………………………………………………… 89

MEMO ステロイド薬とは…52／オムロンメッシュ式ネブライザーNE-U 22…82

6. 喘息によく似た症状の病気

知っていてほしい基礎知識

- 喘息と鑑別すべき疾患 ──────────────────────────── 90
- COPD ─────────────────────────────────── 91
- 喘息・鼻炎・咽頭炎は同種のアレルギー ───────────────── 93
- くしゃみ・鼻水・鼻づまりは何の症状？ ────────────────── 93
- 風邪と喘息の見分け方 ────────────────────────── 94
- 肺線維症とは？ ─────────────────────────────── 95

Q&A

1. 咳が8週間も続いています。癌、結核、喘息などが心配ですが、どうやってお医者さんに説明するとよいのでしょうか？ ………………………………………………………………… 97
2. 喘息が進行してなる肺気腫は非常に少なく、タバコが原因の大半を占めると聞きましたが？ … 97
3. 喘息の患者ですが時々胸が痛くなります。肋間神経痛と言われていますが大丈夫でしょうか？ ……………………………………………………………………………………………… 98
4. 風邪の咳と喘息の咳はどう違うのですか？ 風邪だったら風邪薬を飲めばいいのでそちらを飲みたいのですが？ ………………………………………………………………………… 99
5. 喘息と慢性気管支炎とはどう違うのですか？ ………………………………………………… 100
6. 痰の色が黄色くなりました。どうしたのでしょうか？ ……………………………………… 100
7. 血痰が出ることがあるのですがどうしてですか？ 大丈夫ですか？ ……………………… 101
8. 夜から朝にかけて喉がネコのように鳴っていますが、どうしたのでしょう？ …………… 101
9. 咳の止め方を教えて下さい。夜から朝にかけての激しい咳が毎日続き、眠れません。市販の咳止めを何回も飲みましたが、なぜ効かないのでしょう？ ………………………………… 102
10. 毎日息苦しさがとれません。少しの歩行でも苦しくて困っていますがどうしてでしょう？ …… 104
11. 胸が膨らみ過ぎていると言われました。もう治らないと言われましたが本当ですか？ ………… 105
12. 肺気腫の患者です。長く喘息の治療をしたためになったのでしょうか？ ………………… 105
13. 私は肺気腫になっていると言われました。吸入ステロイドを使っていますが大丈夫でしょうか？ ………………………………………………………………………………………… 106

MEMO COPDの疫学…91／COPDの重症度分類…92／COPDとタバコ…92／果物アレルギーと花粉症…93／痰の色が表すもの…95／胸痛喘息…98／びまん性汎細気管支炎…100／鼻の疾患に伴う後鼻漏による咳…102／胃食道逆流による咳…103／アトピー咳嗽…103／息切れの重症度…104

7．子どもから大人へ

知っていてほしい基礎知識

- 小児喘息は治るか ———————————————————————— 107
- 小児喘息の予後 ————————————————————————— 107
- 難治化の予防と再発防止 ————————————————————— 107
- 小児喘息も症状ゼロが目標 ———————————————————— 107
- 患児の日常生活の注意 —————————————————————— 107
- 自立した自己管理ができるように ————————————————— 108
- 小児の気管支喘息における薬物の特性 ——————————————— 108
- アレルギーは全身の病気で、喘息・鼻炎・皮膚炎は関連疾患 —————— 108

Q&A

1. 発作のときに使える薬を教えて下さい。———————————————— 109
2. 大人の吸入器は使えるのでしょうか？　子どもの吸入における留意点を教えて下さい。———— 109
3. 3歳の息子ですが、夜の咳や動いた後にひどくゼイゼイします。大人では吸入ステロイドを使ってよくなったと聞きますが、子どもにはどうでしょうか？————————————————— 109
4. うちの子はまだうがいができません。吸入はさせない方がよいのでしょうか？ ——————— 110
5. 息子は専門医の治療のおかげで今ではほとんど発作は起きません。もう通院を止めてもよいでしょうか？ —————————————————————————————————— 110
6. 小学校3年生の娘がこの春より喘息治療を受けています。薬は4種類（メプチンミニ®、テオドール®、抗アレルギー剤、インタール® 吸入）も1日で飲んでいます。薬による副作用が心配です。これから先も続けなければいけないのでしょうか？ —————————————————— 111
7. 娘の喘息のことを小学校の先生に伝えておいた方がよいでしょうか？ ————————— 111
8. 学校の掃除当番や動物の世話係などはさせてもよいのでしょうか？ —————————— 111
9. 小学生の子どもです。登校時の注意を教えて下さい。———————————————— 111
10. ごく軽い発作のときも学校は休ませた方がよいでしょうか？ ————————————— 112
11. 学校で発作を起こしたとき、本人や周りの人が適切な対応を取れるか心配です。 ————— 112
12. 学校での吸入は恥ずかしく面倒なのでしていません。朝と夜だけでもよいでしょうか？ ——— 113
13. 運動はしてもよいのでしょうか？　どのくらいの運動ならよいのでしょうか？ ——————— 113
14. 学校行事：運動会への参加はどうしたらよいのでしょうか？ ————————————— 113
15. 学校行事：体育の授業はどうしたらよいのでしょうか？ ——————————————— 113
16. 学校行事：遠足への参加はどうしたらよいのでしょうか？ —————————————— 114
17. 学校行事：修学旅行への参加はどうしたらよいのでしょうか？ ———————————— 114
18. 水泳とよいと聞きましたが、やらせた方がよいのでしょうか？ ————————————— 114
19. 冬の寒い時期の運動のスキーやスケートはさせてもよいでしょうか？ ————————— 114
20. マラソン大会に息子は出るつもりです。本人はやる気満々なのですが、それまでに備えなければいけないことはどんなことでしょうか？ ————————————————————————— 115
21. 発作があるときの入浴はしてもよいのでしょうか？ ————————————————— 115
22. インフルエンザの予防接種はしてもよいでしょうか？　発作のある日はどうですか？ ———— 115
23. 喘息はどうして治らないのでしょうか？　大人になったらよくなりますか？ ——————— 115
24. 子どもの喘息症状が出始めたのは母子家庭で母親が働き始めてからです。ストレスも関与しているように思うのですが、主治医の先生からは「あまり気にせずに」と言われました。その点について教えて下さい。————————————————————————————————— 116

8. 身体のコンディショニングづくり

知っていてほしい基礎知識
- 息を吸うと、胸が膨らみますか？ お腹が膨らみますか？―117
- 胸郭は十分に働いてくれますか？―118
- 喘息とスポーツ―119

Q&A
1. 苦しいときに酸素を吸ってもいいですか？。―121
2. 適度な運動は喘息によいと聞きました。どんな運動がよいのですか？―121
3. 喘息治療としての運動療法には何をすればよいのでしょうか？―122
4. 糖尿病もあるので歩かなければいけないのですが、喘息が出るとなかなか歩けません。どのような歩き方をすればよいのでしょうか？―122
5. 歩行中息切れがして困っています。―123
6. 喘息患者がしてはいけないスポーツはありますか？―123
7. 登山をしたいのですが、標高が高い土地、空気の薄い場所は大丈夫でしょうか？―124
8. 喘息には水泳がよいと聞きますが本当ですか？―124
9. ペットと一緒の散歩はいけませんか？―125
10. 身体を鍛えれば喘息は克服できるのでしょうか？―125

MEMO 呼吸コンディショニング法のためのビデオ「呼吸筋ストレッチ体操」…118／公健協会にはすぐに役立つ情報が充実…123

9. お医者さんへのかかり方

知っていてほしい基礎知識
- 喘息は専門医に診てもらうべきか？―126
- 喘息日誌は何のため？―127
- 「かかりつけ医」をもとう―130
- 近くの「かかりつけ医」、遠くの専門医、どちらで喘息を診てもらうべきか―131
- セカンドオピニオンを求めたいときは―132
- 遠くの病院より近くの病院に転院した方がよいか―134
- 介護認定は可能か―134

Q&A
1. 発病や病気の悪化を予防するための医者の選び方を教えて下さい。―136
2. 喘息について治療や指導をしてくれるシステムを取っている医院や病院を教えてほしいのですが、所在がわかりません。―136
3. 喘息は内科で、鼻炎は耳鼻科に通っています。内科は毎年担当医が変わり今年で3人目となりました。特別大きな発作は起こっていませんが不安です。―137
4. 私のかかりつけの医師は内科の開業医ですが喘息の専門医ではありません。幼い頃から診てもらっていて安心なので喘息も診てもらいたいのですが、専門医でなくても適切な治療は受けられるのでしょうか？―138
5. 転勤により主治医を変えざるを得ないのですが、どういう基準で選んだらよいでしょう？ 治療法が変わり過ぎても困るのです。―138
6. 長期の海外赴任をすることになりました。国内とは事情が違うと思うので心配です。どのよう

な点に注意したらよいのでしょうか？ ……………………………………………………139
7．長期入院を続けているのに一向に症状が改善しません。今受けている治療法が正しいのか
　　　チェックする方法はありますか？ ……………………………………………………………141
8．大きな病院でないとステロイド治療は受けられないのでしょうか？ ……………………141
9．複数の病院で同時に喘息の治療を受けてもよいですか？ …………………………………142
10．お医者さんによって言うことがまったく違うので困っています。 ………………………143
11．寝る前の薬を飲むと吐き気がします。医者に相談した方がよいでしょうか？ …………144
12．通院が億劫なので市販の風邪薬を使って症状を抑えていますが、大丈夫でしょうか？ …144
　　　MEMO かかりつけ医が専門医への紹介を考慮する条件…126／アレルギー専門医…127／
　　　フリーアクセスについて…130／喘息の病診連携…132／EBMとガイドライン
　　　…133／特定疾病…135／英文診断書…139／在外公館医務官情報…140／喘息に使
　　　う咳止め…145

10．救急時の対応―とっさの場合―

知っていてほしい基礎知識

・喘息の症状 ――――――――――――――――――――――――――――――147
・危険な症状 ――――――――――――――――――――――――――――――147

Q & A

1．発作の予兆はどのようなものですか？　どうすればよいですか？ ………………………149
2．息切れを感じたら、とりあえず何をすべきですか？ ………………………………………149
3．自宅での発作時の対応は？ ……………………………………………………………………150
4．苦しくなったらどのタイミングで救急受診したらよいのでしょうか？ …………………150
5．気管支拡張剤、水分補給、腹式呼吸、排痰は有効ですか？ ………………………………151
6．喘息の発作で死ぬことはあるのですか？ ……………………………………………………151
7．喘息発作で死ぬことがあるそうですが、患者として特に気をつけなくてはならないことはなん
　　　でしょうか？ …………………………………………………………………………………152
8．喘息発作で死ぬことがあるというのは聞いています。喘息死を減らすための対策は講じられて
　　　いるのでしょうか？ …………………………………………………………………………153
9．薬や吸入器がない状態で発作が起きたときはどうすればよいのでしょう？　応急的な対処法
　　　はありますか？ ………………………………………………………………………………153
10．発作時に備えた練習法があれば教えて下さい。 ……………………………………………154
11．発作のときには気管支拡張剤があれば大丈夫なのですか？　効かないこともあるのでしょう
　　　か？ ……………………………………………………………………………………………154
12．軽い発作のときには我慢していれば治るのでしょうか？ …………………………………154
13．発作の段階と各々の段階への最善の対処法を教えて下さい。 ……………………………155
14．救急時の補助呼吸法を教えて下さい（胸郭外圧迫法、陽圧換気法） ……………………156
15．アスピリン喘息で発作を起こしたときの対応法を教えて下さい。 ………………………156
　　　MEMO 喘息の重症度評価　148

● 付　録　喘息巷説：これってウソ？　ホント？―――――――――――――――159

目次 x

あなたはこんな例にあたっていませんか

症例1：58歳、男性

　"胸のX線写真で異常な影があると言われたので心配でみてほしい"という連絡があったため来院してもらいました。するとゼイゼイと苦しそうな呼吸をされていました。東京から当院（千葉県鴨川市）までやっと来られたとのことでした。入院してもらい、まず喘息の治療を行って、約10日ほどで軽快しました。話をよく聞くと、数年前からゼイゼイしていたが苦しくなかったので時々、仕事がない週末に病院に行って点滴を受けていたということでした。しかし、今回の入院治療を受けてから今までとはまったく違う感じでこんな"楽な呼吸は何年振りだろう"という答え。まさに、浅田次郎の"天国までの百マイル"のような患者さんでした（ちなみに、胸の影は心配するようなものではありませんでした）。今まで苦しさは慢性的にあったのであまり感じていなかったようですが、実は発作が持続していたのです。このような患者さんは、喘息が慢性化し、難治化する危険性が高いのです。

　　こんなあなたは☞「第1章　喘息とは」（3頁～）をご覧下さい。

症例2：73歳、女性

　背中が丸くなった小柄な患者さんです。家族歴では娘さんにも喘息があります。

　患者さんは40歳頃より喘息がありましたが、ひどい発作が出たときだけ医療機関を受診し、軽いときには市販の咳止めで我慢するといった不規則な治療を続けていました。月に1～2回のことなので、発作以外のときは放置していたのです。しかし最近になって、夜、布団に横になるとすぐにゼイゼイという喘鳴が出現して苦しくなるという発作が毎晩起きるようになり、私の診療所に訪ねてこられました。喘息の薬であるロイコトリエン拮抗薬、徐放性テオフィリンなどを試してみましたが、症状があまりよくなりません。それだけでなく、みぞおちのあたりがムカムカしたり、胸やけ、痛みを感じることがあると、訴えが増えてきました。

　喘息の薬の副作用を疑ったのですが、胸のX線写真を調べると食道裂孔ヘルニアという病気がみつかり、どうやら胃液が食道の方に逆流しやすい人だということがわかりました。胃液には強い酸が含まれていますので、逆流すると食道を刺激して咳や喘息を起こすことがあるとされています（メモ「胃食道逆流による咳」、103頁）。この患者さんは、プロトンポンプ阻害薬という胃酸の分泌を抑制する薬を処方したところ、その晩から発作が出なくなり胸やけなどの症状も消失してしまいました。

　その後調子がよいので喘息の薬は止めて、プロトンポンプ阻害薬だけで発作のない生活

が可能になりました。この薬はもともと胃潰瘍、十二指腸潰瘍、逆流性食道炎などの治療に広く用いられていますが、この症例のようなタイプの喘息には著効する場合があります。

　こんなあなたは☞「第6章　喘息によく似た症状の病気」(90頁～)をご覧下さい。

症例3：30歳、男性

　会社が忙しくて定期的な通院がほとんどできず、薬だけはもらっていました。日頃の生活では喘息の症状は安定していました。ある年の12月、年末の忙しさがあり、喘息は朝方になると少しゼイゼイしていましたが忙しくて病院に行けませんでした。忘年会のシーズンが始まり、お酒を飲むことも多くなっていました。ある忘年会の翌日、この患者さんは呼吸停止の状態で発見され病院で死亡が確認されました。部屋の中には空の気管支拡張剤が数本ありました。

　喘息は死亡する可能性のある疾患です。特に、コントロールが不良の患者さんはいくつかの増悪因子が重なると危険性は高くなります。喘息は死ぬ可能性はありますが、きちんとコントロールすれば大丈夫なのです。

　こんなあなたは☞「第10章　救急時の対応－とっさの場合－」(147頁～)をご覧下さい。

1 喘息とは

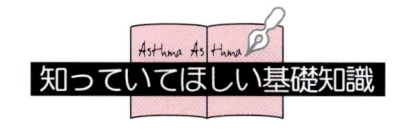

知っていてほしい基礎知識

● 喘息とは

「喘息とは気道（空気の通り道）が狭くなって、ゼイゼイする病気です。気管支では気管支の筋肉の収縮や気管支粘膜の浮遊、痰の分泌などのために気管支が狭窄して苦しくなったり、狭くなった気管支で無理やり呼吸をしようとするのでゼイゼイ、ヒューヒューと呼吸の度に音が出るようになる疾患です。この病気はコントロールされれば健康な人と同じ生活をすることは可能です。しかし、発作を起こすとさらに気道が狭くなり、窒息して亡くなる場合もあります」。

現在の気管支喘息の定義を述べる前に、その変遷をみると喘息自体は人間の歴史とともに存在しています。有名なヒポクラテスの時代から喘息の記述が残っています。最近では、1958年に開かれたCibaゲストシンポジウム（ロンドン）で喘息とは広範囲な気道の狭窄が特徴であると定義し、1962年にはアメリカの胸部疾患学会が喘息とは"気管および気管支が種々の刺激に対して反応性の高まった状態（気道過敏性）で、気道系の広範な狭窄によって特徴づけられる。また、その狭窄は自然に、あるいは治療により改善する（可逆性）"と定義しました。

そして、1998年に発表された日本のガイドラインでは成人喘息の定義として"喘息は気道の炎症と種々の程度の気流制限により特徴づけられ、発作性の咳、喘鳴、および呼吸困難を示す。気流制限は軽度のものから致死的な高度のものまで存在し、自然に、また治療により少なくとも部分的には可逆的である。気道炎症には好酸球、T細胞（Th 2）、肥満細胞など多くの炎症細胞の浸潤が関与し、気道粘膜上皮の損傷がみられる。長期罹患成人患者では気流制限の可逆性の低下がみられる傾向があり、しばしば気道上皮基底膜肥厚などのリモデリングを示す。反応性のある患者では、気道炎症、気道のリモデリングは気道過敏性を伴う"と明記されています。

ここで重要な点は気道過敏性と気道可逆性の存在は変わりないがその病態として"慢性の好酸球による気道炎症が存在し、リモデリングという不可逆的な（これに関しては議論があります）変化が起こる可能性がある"ということです。

喘息の症状は図1に記載したものがほとんどでそれほど多様ではありません。ここで重要な点はその起こり方にあります。

・症状の多くは、日中はよいが夜間から早朝にかけて出現しやすい（日内変動がある）。

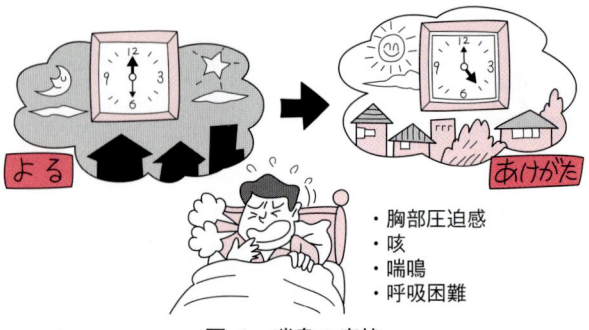

図 1. 喘息の症状

喘息の症状は夜間〜明け方に増悪します。昼間調子がいいからといって油断してはいけません。また、変化があることが診断の目安にもなります。

- 痰の特徴は透明で非常に粘稠で卵の白身のようである。
- 喘鳴は呼気時に強い。深呼吸をさせてみるとよくわかる。
- 季節性や増悪原因があることがある（お酒を飲むと起こりやすい。走ると起こりやすいなど）。

ASTHMA MEMO　日内変動　1日のうちで出る症状が変化することをいいます。例えば朝方にゼイゼイして咳が出るが日中には出ないような場合です。

Q&A

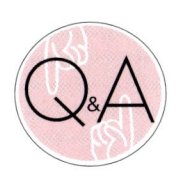

1 喘息の主な症状にはどのような症状があるのですか？　どのような症状が出たら病院に行ったらよいのでしょうか？

　「**咳や喘鳴（ゼイゼイ）、呼吸困難があったら病院へ。朝や夜苦しくなるので昼間よくなっているからといって安心しないようにしましょう**」

　喘息の軽い症状としては胸部圧迫感（胸が重い感じ・詰まった感じ）でしょう。しかし、胸部圧迫感を主訴に受診する患者さんはまずいません。咳は頻度の多い症状ですが気管支炎などほかの疾患でもよくある症状なので臨床的に鑑別することは非常に難しいことがあります。喘息患者が病院に受診する症状として一番多いのは喘鳴でしょう。そのときに呼吸困難が伴っていない場合もありますが、呼吸困難が出たので来院することの方が多い気がします。当然、呼吸困難を伴っている方がより重症です。

2 咳をひどく繰り返すので病院に行ったら喘息と言われました。咳だけの喘息もあるのですか？

　「**あります**」

　咳は喘息患者によくみられる症状です。しかし、ほかの多くの疾患でも出現するので鑑別は難しいですが非常に重要な症状です。急性の気管支炎のあとに咳だけが残って心配になり来院することが臨床の場で一番多く遭遇します。その理由は気管支炎により、一度気道上皮が障害されるとその下にある神経末端が露出され、刺激を受けやすい状態になり、咳が出やすくなるためです。これは気道上皮が修復されると自然に咳は治まってきます。しかし、気道上皮が修復されるまでには2〜3週間かかってしまうので咳がなかなか止まらないのです。このような咳は若い人、特に女性に多くみられます。そのほかにも慢性気管支炎や結核・肺癌などでも咳はよくみられる症状です。咳が2週間以上止まらない場合は病院で診察を受けることをお勧めします。

　喘息による咳かどうかを鑑別する方法は刺激試験が一番確実ですが、専門病院でしかできません。しかし、症状や治療反応性などである程度の鑑別は可能です。一番重要な点はやはり日内変動があるかどうかだと思います。1日中咳が出ている場合は喘息以外の咳かも知れません。このような場合は鎮咳剤による反応をみられることが多いでしょう。喘息であれば鎮咳剤は無効です。冬に白色の痰も伴う咳の場合は慢性気管支炎による咳の可能性があります。夜間や朝方に咳が強くアレルギーの家族歴や小児喘息などの既往歴がある場合は喘息の可能性があります。このように咳を主症状とする喘息を cough variant asthma(CVA)、咳型喘息といい

1・喘息とは

ます。

　この診断は臨床の現場では難しいことが多く、なかなかよくならない咳が喘息に準じた治療により軽快した場合は咳型喘息の可能性が高いでしょう。

　そのほかに、仕事などのストレスが原因で心因反応として咳が出ることもあります。その場合は、増悪原因(仕事場の環境や不眠などが関与しているかどうか)を詳しく聴き取ることが重要です。

3 咳がひどく息も詰まるので病院へ行ったところ、喘息ではないと診断されました。私には自分が喘息だとしか思えないのです。診断が間違っているのではないでしょうか？

　「非発作時に行われる検査は、気道過敏性検査、気道可逆性検査、喀痰中好酸球、末梢血中好酸球、IgE値とRASTスコア、アレルゲン皮内反応などです(一つひとつの詳細は省きます)。これらの検査を受け、その結果喘息ではないと言われたのであれば、喘息の可能性は低いと考えてよいでしょう」

　喘息は、治療または自然経過によってもとに戻る(可逆的な)気道の狭窄ですので、発作が起きていないときに診察を受けても、聴診上ヒューヒュー、ゼイゼイという喘息特有のラ音が聞かれず、肺機能上も異常が認められないために、診断がつかないということがあります。しかも、発作が起きやすい時間帯は夜間・早朝であることが多いため、タイミングよく発作中に診察を受けられるとは限りません。このために、発作が出ていないときでも喘息の診断がつくように、さまざまな検査が考案され、臨床の現場で使用されています。

　しかし、夜から朝にかけて症状(特にヒューヒューという喘鳴)が強く、埃、ペット、温度変化、運動、タバコの煙、強い臭いなどに反応しやすいなどの特徴があり、まだ上に挙げたような検査による喘息の除外がなされていないのであれば、喘息の可能性は高いと思われます。医師に対し症状の詳細な説明を再度試みて、検査による確認を受けられるようお勧めします。

　但し、上記検査をすべての病院で直ちに受けられるというわけではありません。検査が不可能な場合でも、ピークフローを借りて夜間症状があるときに測定し、気道の狭窄が起きているかどうか確認するなど、いろいろ方法はありますので医師に相談して下さい。

4 病院ではどのような問診をするのですか？

　「問診では、両親のアレルギー歴、小児喘息の既往の有無、アレルギー性鼻炎や結膜炎の存在、食物アレルギーの有無などを確認しなければなりません」

　喘息はアレルギー疾患であり、アトピー素因の存在の有無は重要です。

5 病院ではどのような検査をするのですか？

- **肺機能検査/可逆性**：喘鳴や呼吸困難は気道の狭窄によって生じます。その気流閉塞の存在や重症度を判定する方法としてピークフロー（PEF）やスパイロメトリーによる1秒量（1秒率）が重要です。1秒率は気道全体の閉塞を診るには一番優れている検査ですが煩雑なので1年に1回を目安に行っています。その点ピークフローは家でもできるので簡便です。また、増悪の程度や増悪因子を確認するうえでも重要です。喘息日誌は症状とピークフロー値を一緒に記載するので増悪原因などを調べるのに非常にわかりやすく、日内変動も確認することができるので有用です。

　可逆性の基準としてはピークフローの日内変動が20％以上認められる場合や気管支拡張剤（一般的にはβ刺激薬）吸入後の1秒量が200ml以上、12.5％以上改善する場合を気道の可逆性ありと判断します。

- **採血検査**：末梢血で測定する項目としては好酸球数やtotal IgE（RIST）・特異的IgE（RAST）などがあります。これ自体は喘息の診断とはなりませんが、アレルギーの存在を示唆する所見です。

- **アレルギー検査**：アレルギー疾患の場合、アレルゲンを同定することは非常に重要です。採血以外の検査では皮内反応やスクラッチテストがあります。皮内反応の場合は即時型反応だけではなく遅発型反応の確認も可能ですが煩雑で危険もあり、注意が必要です。スクラッチテストは即時型反応しか確認できませんが簡単で危険性も少なく、一般病院で行いやすく有用性の高い検査法です。いずれの検査も直接生体内での反応を確認することができ、生活環境の指導や減感作療法を行ううえでも重要な検査です。

- **痰の検査**：喘息の定義にもありますが喘息は慢性の好酸球性炎症です。これを証明するには気管支粘膜の生検をすることが確実ですが、すべての症例で行うことは臨床的ではありません。しかし、今までの報告から気道粘膜の生検と喀痰中の好酸球は相関があることがわかっているので、臨床的には喀痰中の好酸球を確認することで検討されます。

- **胸部X線写真**：これは直接気管支喘息の診断にはあまり関係はありません。しかし、喘息の鑑別のためには重要な検査です。気管支喘息の鑑別としてCOPDや気胸や気管支内の異物や腫瘍による狭窄に遭遇することが時にあり、その判断に胸部X線写真は重要です。

- **心電図**：心電図も直接気管支喘息の診断とは無関係です。しかし、心筋梗塞や狭心症による心不全で時に喘鳴をきたすことがあり（心臓喘息）、このようなときに心電図は重要なのです。また、急性発作の場合、喘息の治療薬として心臓刺激作用のある薬物（β刺激薬やテオフィリンなど）を使用するので鑑別だけではなく心臓の評価のために確認しておくべきです（図2）。

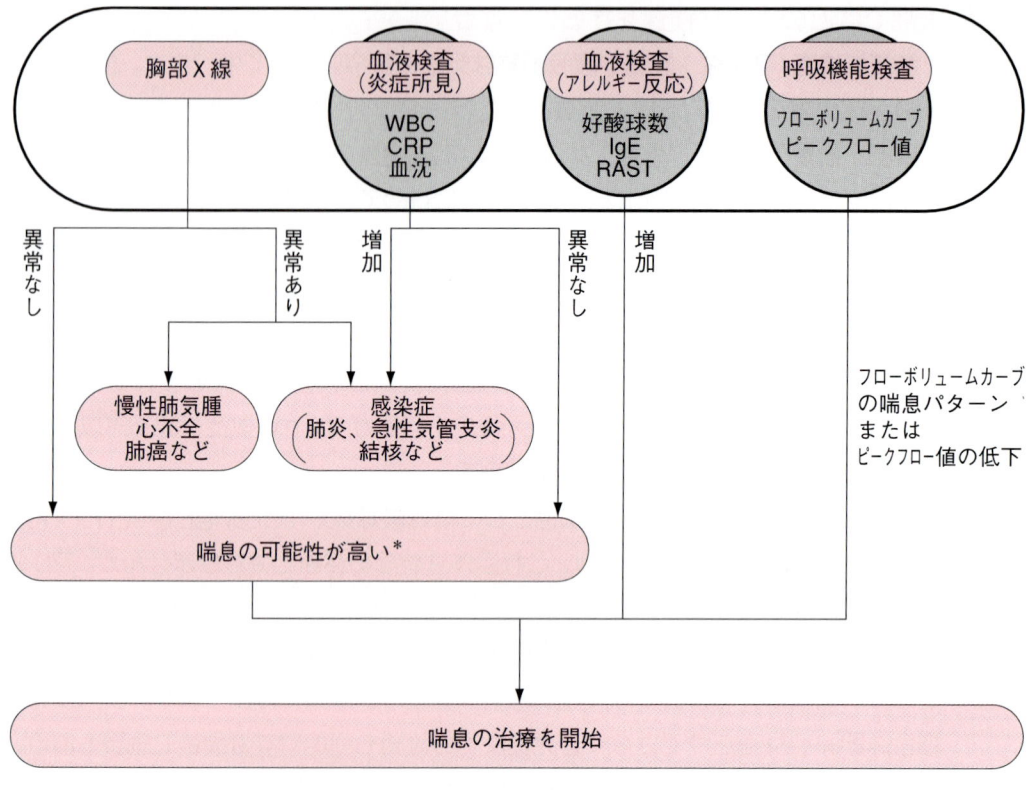

*問診などで喘息が強く疑われる場合は、この時点で喘息の治療を開始してもよい。

図 2. 初診で必要な検査と鑑別すべき疾患

6 喘息とは、気道が炎症を起こして、むくみがあることだと言われました。どういうことですか？

「気管支喘息は慢性の好酸球性気管支炎と定義されています。この炎症とは生体組織になんらかの有害な刺激を起こす物質が作用したときに生体が示す局所の反応であり、生体防御反応の一過程です」

臨床的に炎症とは、局所の疼痛・発赤・腫脹・発熱・機能障害（炎症の5徴候）が認められます。喉の痛いときや捻挫のときの状態を想像してもらえばよいと思います。一般的には初期にはヒスタミンやセロトニンなどのケミカルメディエーターが放出され血管透過性が亢進します。その後、白血球やリンパ球・マクロファージなどが局所に浸潤し、異物を処理します。その後、肉芽が形成され治癒します。その炎症の1つの反応系としてアレルギー反応があると思って頂ければよいと思います。気管支喘息は、アレルギー反応の中でⅠ型アレルギーに分類されます。喘息の場合は、気管支粘膜の局所に炎症反応が起こるので浮腫が起こり、気道の内腔が狭くなり、喘息発作を起こします（図3）。炎症ということでいうと細菌性の気管支炎は好中球による気道炎症といえるでしょう。

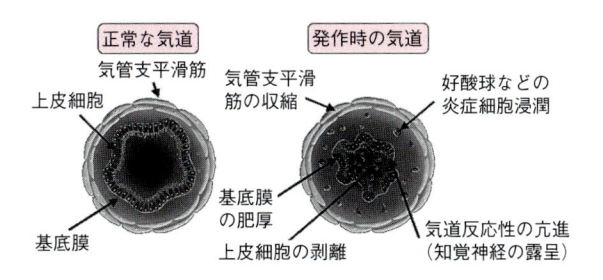

図 3. 喘息の組織変化
喘息は気道の好酸球による炎症で発作時にはさまざまな変化が起こります。

ASTHMA MEMO

好酸球が気管支喘息にとって重要物質 血液中には赤血球・白血球・血小板とその他の成分が常に流れています。この血球成分は各々に役目をもち、白血球は生体の"防御"を担っています。言い換えれば"自衛隊"のような役割があります。白血球の中には好中球といわれる細菌に対して防御する物質とウイルスに対して防御するリンパ球があります。好酸球も白血球の1つで寄生虫に感染したときに増加します。アレルギー反応はこの好酸球とリンパ球が複雑に関係しています。

好酸球は1879年に初めて確認されましたがその役割に関してわかってきたのはこの20～30年ほどです。当初、好酸球は炎症の場所に集まり、損傷した組織を治癒するものと考えられていました。そもそも炎症は生体の防御反応ですのでこれ自体は正しい反応なのですが、しかし、この反応が逆に過剰防衛となり生体の正常組織を傷害するような反応の場合は有害となります。この好酸球は寄生虫に感染したときに非常に増加します。そのため、寄生虫が減ったために好酸球性反応の使われどころとして喘息が増加したという意見もあります。この好酸球の中にはいろいろな物質が含まれていることがわかってきました。この物質が組織を傷害し、喘息を引き起こすと考えられています（図4）。

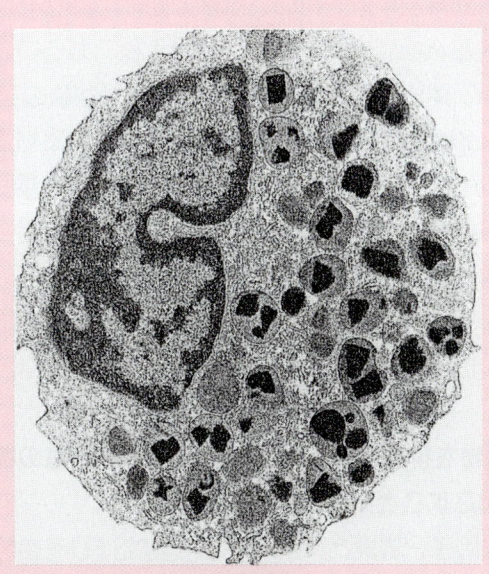

図4. 健常人の末梢血好酸球
好酸球の中には刺激物質が貯えられていて、それが投出され組織が傷害されます。

7 気道の炎症を知る検査はどのような方法ですか？

「痰を調べればわかります」

炎症にもいろいろとありますが喘息の場合は好酸球性の炎症といわれています。この好酸球が気道に存在することを証明する一番確実な方法は気管支鏡という検査で気管支の粘膜を調べることですが一般的ではありません。現在は、痰と一緒に混じって出てくる好酸球を顕微鏡を使って調べることによりある程度気道の好酸球性炎症を調べることが可能です。

8 気道が過剰に反応していると言われましたが、どのような検査をするとわかるのですか？

「肺機能検査が必要です。日本ではあまり日常的に行われていませんが重要な検査です」

喘息の基本的な病態の１つに気道過敏性の存在があります。これを患者さんに説明するときに気道が過剰に反応していると言います。これはさまざまな内因性・外因性の刺激に対して気道が反応して気流制限（気道が狭くなる）が起こることを意味します。なぜ、一部の人にこのような気道過敏性（すなわち、喘息患者）が存在するのかはわかっていません。臨床の場ではこの気道過敏性の存在を証明することは気管支喘息の診断には重要です。世界的に認められている方法としては標準法という検査方法があります。これは、初めに肺機能検査を行い、試験に耐えうると判断されれば低濃度の気管支収縮剤（メサコリンやヒスタミンなど）を吸入してもらい、その都度肺機能検査を行います。吸入薬の濃度を徐々に高くして１秒量が前値の20％低下した時点で検査を終了とします。１秒量が20％低下させるのに要した薬物濃度を PC_{20} といって、それまでの累積濃度を PD_{20} と呼びます。すなわち、この濃度が低いほど（低値なほど）気道過敏性は高いといいます。この方法は負荷試験であり、どの施設でもできる試験でなく主に専門病院で行われています。

9 喘息はアレルギー性炎症と言われましたが、どのようなことなのでしょうか？

「アレルギーとは生体にとっての異物を排除しようとする反応です。喘息の場合は、気道が異常なアレルギー反応を起こすことによって起きます」

詳細については第２章「喘息の危険因子—環境とアレルゲン—」（18頁）を参照して下さい。

10 アトピー型喘息と非アトピー型喘息の違いを教えて下さい。

「アレルギー性の要素が強い場合をアトピー型といいます。非アトピー型の場合感染症が原因のことが多いです」

　喘息がアレルギー性疾患である以上は全例がアトピー型であるという考え方もあると思います。しかし、喘鳴がある患者さんの中にはアレルギーの検査をしても原因となるようなアレルゲンが判明できずにいる方もいるのです。そのような患者さんの多くは高齢になって喘息になり、気管支炎など（一般に風邪のときにゼイゼイする）のときに喘息発作を起こすことが多いのです。これを非アトピー型喘息と呼んでいます（第2章-Q2「アレルゲン検査が陰性でも発症することはあるのでしょうか？」24頁参照）。そのほかにストレスなどが原因で喘息を発症することもあります。ストレスが免疫系に関与してアレルギー反応を起こすと考えられていますが、これもアトピー型というべきかどうかは難しい問題です。

11 発作がないときにも定期的に受診しなくてはいけませんか？　発作が起こらなければ、放っておいてよいのでしょうか？

「喘息は慢性の病気であるということをもう一度思い出して下さい」

　発作がないときでも、気道の炎症や気道過敏性の亢進は存在しています。このような医学的知識がなかった時代には、喘息は発作時だけ治療を行い非発作時は無治療で放置しておくというのが一般的でした。しかし、このようなやり方では発作がいったん治まっても、治療が終わるとまたすぐに次の発作が出てしまいます。そして、それを繰り返しているうちに段々と喘息は重症化していくということがわかってきました。

　現在では、成人の喘息は継続的な治療により無発作の状態にコントロールするというのが管理の目標になっています。但し喘息の状態は変動しますので、治療にも濃淡をつけることが必要です（ステップダウン、ステップアップ）。このためには、喘息日誌、ピークフローモニタリングを行い、定期的に医師の診察を受けることが大切です。発作が起きたときだけ気管支拡張剤の吸入を行いあとは放置しておくというのは、何十年も前の医療レベルに逆行していることになり重症化を招いてしまいます。投薬だけ受けて診察を受けないというのは、せっかくの医師による軌道修正のチャンスを放棄することになり（自分で気づかないうちに悪化していることもあり）危険なことです。薬の副作用のチェックも時々は必要です。

　長期間無発作でいったん薬が終わって安定していても、年に1〜2回、特に入梅や秋口など悪化しやすい時期に診察を受け、発作時の対応方法について確認しておかれることをお勧めします。

12 喘息発作を起こせば起こすだけ症状は悪化するそうですが、その理由を教えて下さい。

「発作をよく起こす人は重症・難治化しやすくなります。すると、また発作になり、悪循環に陥ってしまいます。喘息治療の基本は発作を起こさないように管理することです」

喘息ははじめの定義からも可逆性があり、自然にもとに戻ると考えられていました。ですから、10年ほど前の喘息治療は発作時の治療が中心でした。しかし、その後の研究で喘息発作を起こすと気道の粘膜の下に線維化といって気道の柔軟性がなくなり、内腔の方に向かって狭くなってしまうことがわかりました。これをリモデリングといいます。例えば身体のどこかに傷をつけたとします。傷は治ってきますがその治りかけたときに同じ場所にまた傷をつけます。また治りかけたときに同じように傷をつけます。これを繰り返すとこの皮膚の傷の面はどのようになるか想像してみて下さい。傷跡は醜くケロイド状になっていきます。自分の身体ですから発作を繰り返すこともこの傷の過程と同じことを起こすことになります。喘息でこのような状態になると発作がない状態でも常に気道は狭い状態で、わずかな発作でも重篤になってしまうのです。現在の喘息治療の原則はこのリモデリングをいかにして防ぐかということです。そのためには喘息の発症早期から速やかに吸入ステロイドを導入して、発作を起こさせないために日頃から予防薬（吸入ステロイド）を使うことが有用であると考えられています。

13 喘息は完治しないと聞いていますが、本当でしょうか？

「うそでもあり、本当でもあります」

喘息が完治するかどうかは非常に難しい問題です。完治という言葉をどのように定義するかにもよります。喘息という異常なアレルギー反応を完全になくすことは確かに難しいと思います。しかし、薬がいらない状態にすることは可能です。喘息患者のその後を調べてみると20％前後の喘息患者は薬がなくても喘息症状がない状態を数年間維持しているといわれています。このような患者さんは完治したと思うかも知れません。しかし、ここで重要なのは喘息という"体質"がなくなったわけではないということです。現在、われわれが患者さんに"喘息は完治しない病気だ"とよく説明しますが、その理由は喘息が治ったと考えて無理をする患者さんがいるからです。このような患者さんが喘息死を起こすかも知れないのです。

14 喘息はどうして治らないのですか？ 長い間の苦しみですが、なんとかする方法はないのですか？

「これは誰にもわかりません。どうやってコントロールするかを考えましょう」

喘息がどうして治らないかをはっきり言える医師はいないと思います。ただ、ア

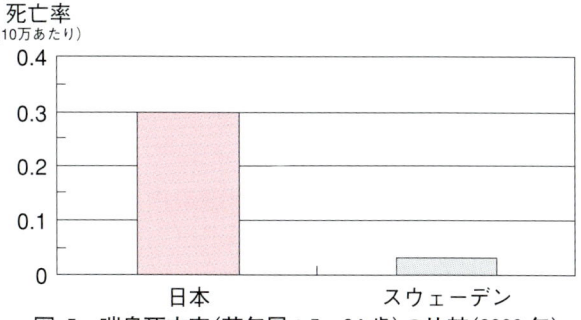

図 5. 喘息死亡率（若年層：5〜34 歳）の比較（2000 年）

レルギーという炎症は生体にとっても正常な反応なのです。これが異常に強い人が喘息患者となるのです。この生体の免疫を正しい反応に制御することができれば治るかも知れません。しかし、現在では多くの喘息患者を吸入ステロイドなどを中心とした薬でコントロールすることが可能になりました。苦しみを制御することは可能だと考えています。

15 喘息の患者はやはり喘息で死ぬのでしょうか？

「死ぬ危険性はありますが、"ゼロ"にすることも可能です」

喘息死は現在でも問題です。その頻度は 10 万人あたり 4〜5 人といわれています（図 5）。しかし、スウェーデンなどでは日本の 1/10 ぐらいの頻度です。ですから喘息死を限りなくゼロにすることはできるはずです。そのためには医師のレベルを上げることも重要ですが、このような本やインターネットなどで患者さんや家族の皆さんも喘息のことをよく理解して頂くことが重要です。また、社会も喘息に関して対応できるような状況にならなければいけません。われわれにはまだまだ皆さんとともにやるべきことはたくさんあります。

16 喘息患者の予後はどうなのですか？

「喘息はコントロールすることは可能です。普通の人と同じ生活も可能です。死ぬこともありません。しかし、自己管理が必要です」

喘息患者全体でみると軽症の喘息がほとんどです。これらの軽症喘息を重症喘息に移行させないようにすることは非常に重要です。そのために近年は吸入ステロイドを早期から開始した方がよいという結果も蓄積されています（early intervention の有用性：早期からの治療）。また、成人喘息のその後の経過では 3 年以上無症状の比率は 20〜30% といわれています。すなわち、多くの喘息患者はコントロールが可能なのです。

しかし、喘息死という観点からいうと必ずしも重症にならなければよいということでもないのです。すなわち、喘息死は必ずしも重症喘息に起こるのではないので

す。統計の取り方にもよりますが軽症・中等症が半数以上を占めているという報告もあります。すなわち、喘息死からみると喘息患者すべてが危険であり、決して甘くみてはいけません。

17 喘息の症状で苦しんでいますが、今の喘息治療はどの程度進んでいるのですか？

「以前より進んでいます。しかし、不十分なことも事実です。今の治療は喘息をコントロールすることが中心で、喘息を治すには至っていません」（表1）

喘息による症状がないというのは喘息治療の目標の1つです。この症状は当然夜間や運動時も含まれます。以前行われた調査では喘息患者の63％が症状（咳・息切れなど）があることがいやだと述べています。2年前に行われた無作為に抽出された喘息患者の詳細な聞き取り調査では全体の41％は最近1ヵ月間に睡眠障害があり、52％の患者は日中に喘息症状があったと述べています。これらの患者さんの多くが軽症・中等症でありながらこれだけ高率に症状が存在しているということは、現在の治療がいかに不十分であるかということを表しています。

一方、症状がなければよいかというと必ずしもそうではありません。特に呼吸困難という症状はあくまでも自覚症状であり、主観的な問題なのです。臨床の場でゼイゼイしながら病院に来ても"苦しくないです"という患者さんが時々います。このような方は要注意なのです。呼吸困難という自覚症状は生体にとっての危険信号です。信号機に例えると黄色から赤に変わる、要注意信号です。この注意信号の認識が乏しい方は赤信号で交差点に突入してしまうので時に交通事故（喘息死）を起こしてしまうのです。このような方は症状がないからといって安心せずに客観的指標もみながら観察しなければなりません。

表 1．ガイドライン目標達成状況サマリー

成人患者（16 歳以上）	
喘息予防・管理ガイドライン 1998 改訂版 （厚生省※免疫・アレルギー研究班）	本調査結果
健常人と変わらない日常生活をできること 正常な発育が保たれること	■社会活動上の諸活動になんらかの制約を感じているのは全体の 70％ ■最近 1 年間に喘息のために会社や学校を休んだのは全体の 30％
正常に近い肺機能を維持すること 　ピークフローの変動が予測値の 10％以内 　ピークフローが予測値の 80％以上	■最近 1 年間に肺機能検査を受けたのは全体の 31％ ■これまでに肺機能検査を受けたことがない成人患者が全体の 54％ ■ピークフローの保有者は全体の 12％ ■ピークフロー週 1 回以上使用者は全体の 6％
夜間や早朝の呼吸困難がなく、 夜間睡眠が十分可能なこと	■最近 1 ヵ月間に喘息による睡眠障害があったのは全体の 41％
喘息発作が起こらないこと	■最近 1 ヵ月間に日中に喘息の症状がみられたのは全体の 52％

※現・厚生労働省

（参考：AIRJ）

18 喘息治療ガイドラインがあると聞きましたが、どの程度守られているのですか？

「いまだ不十分です。どのように広めるかは医師だけでなく、患者さんやその家族、そして社会の協力も必要です」

近年の日本の喘息患者の状況をアンケート調査した結果があります。また、海外でも同様な調査が行われています。

その結果では日本の喘息の重症度は軽症間欠型(step 1)が51.1％、軽症持続型(step 2)が9.5％、中等症(step 3)が20.7％、重症持続型(step 4)が18.7％で、受診病院としては診療所・クリニックが46％で中規模病院が27％、大規模病院が13％でした。すなわち、喘息患者の多くが軽症であり診療は開業医の先生方が多く診ているのが現状です。社会生活上の諸活動になんらかの制約を感じているのは全体の70％で、最近1年間に喘息のため会社や学校を休んだのは全体の30％、最近1年間の受診状況をみると入院は7％、緊急治療は10％、予定外の通院は36％でした。また、喘息死は10万人あたり4〜5人といわれ、これらの数値は海外の報告と比べると高い値であり日本での喘息患者のQOL（生活の質）が海外と比較して障害されていると考えられます。

また、治療目標の1つである正常に近い肺機能を維持するという項目では、肺機能検査自体を受けたことがないという喘息患者が54％でした。すなわち、54％の喘息患者は評価さえもされていないことになります。

また、吸入ステロイドの使用状況は成人で12％であり、step 2以上の患者（常時吸入ステロイドが必要とされる患者）が48.9％いることを考えると3/4はガイドラインで推奨されている治療が行われていないと考えられます。吸入ステロイドの使用状況も海外の報告と比較すると1/2から1/3で、この吸入ステロイドの使用頻度の差が患者さんのQOLの低下や高い死亡率に関与していると考えられています。このことからもガイドラインの普及・吸入ステロイドの本邦での普及が急務となっています。

19 小児喘息と言われましたが治らないのですか？

「治る可能性はあるが治らない？（素因は潜在している）」

小児喘息が必ずしもそのまま成人喘息に移行するわけではありません。逆に成人喘息に移行する方が少なく、60〜70％は中学生から高校生のときに症状が軽快します(outgrow)。その理由は不明ですが注意しなければいけないことは、症状がよくなったから喘息が治ったかというとそうではないということです。症状が表面に出てこないだけで肺機能では閉塞性の障害をきたしている場合も多いのです（この点に関しては統一された見解ではなく難しい問題です）。実際、小児喘息の既往がある(outgrow)患者さんのうち、20〜30％は成人喘息を発症するといわれていま

す。ですから、小児喘息がありその後、症状がよくなったから治癒したと考えるよりは一次的に症状が表面に出てこないだけで喘息を起こす素因（下地）はあるのだと認識し、環境などに注意することが重要だと思います。われわれの行った調査では小児喘息があった人のその後の喫煙率を調べた結果、男性では72.3％、女性では13.3％もあり、喘息のない人たちでの結果とまったく同率でした。小児喘息があることは成人喘息を発症するhigh riskであり、禁煙や生活管理を心がけるべきです。このための禁煙指導や喘息の病態に対する指導・教育を行うことは重要であると思います。

20 65歳を過ぎてからでも喘息になるのでしょうか？　また、高齢者でも完治するのでしょうか？　高齢者でも自分自身で喘息をコントロールすることは可能でしょうか？

「コントロールすることは可能です。しかし、高齢者には高齢者なりの注意も必要です」

喘息は一般には小児や若年者の頃に発症します。しかし、喫煙者などでは高齢者になって喘息を発症することがあります。この場合、COPD（慢性閉塞性肺疾患、91頁参照）という病気も一緒に発症していることが多いのです。また、ご主人が喫煙者の場合、その奥様が60歳前後で喘息になるというデータもあります。つまり、高齢者でも喘息を発症することは少ないですが存在します。それと、喘息は完治しないと考えて、むしろどのようにコントロールするかを考えた方がよいでしょう。高齢者の場合は、先に述べたようなCOPDを合併している患者さんや呼吸器以外の病気をもっている人も多く、コントロールは難しくなります。特に高齢者の場合は、喘息の中心的治療である吸入療法がネックになることがあります。その理由は、吸入療法の効果が、その技術の習得によって違うためです。吸入療法はうまくできれば20〜40％ほど肺に吸着するといわれていますが、うまくいかない場合は10％にも満たない場合もあります。すなわち、吸入療法の出来・不出来によってその効果が3〜4倍も違うのです。高齢者の場合、その技術も習得するのに難しい場合があります。その場合は、繰り返して吸入方法を練習することにより克服することは可能ですから諦めないで頑張って下さい。

21 3年前に喘息を発症しました。家族に喘息患者がいますが遺伝なのでしょうか？

「遺伝は確かにありますが環境も重要です」

喘息やアレルギーが家族性に発症することからも、喘息に遺伝的要因があることが推測されます。また、確かに喘息発症には複数の遺伝子が関与する可能性が確認されていますので、遺伝性の疾患ではありますがそれだけではありません。その後

の環境因子との相互作用によっても発症します。近年のデータは喘息のある種の特徴（例．① 運動誘発性があるか、② 夜間に症状が起きやすいか、③ 症状が持続性になるか、④ 重篤な発症をきたすか）は特異的な遺伝子、免疫および環境因子に関連することが示唆されています。喘息患者の多くは軽症患者です。はじめの段階で正しい対処ができれば重症化を防ぐこともできます。軽症の喘息であれば喘息患者以外の人と同じような生活をすることは可能です。喘息を発症したらそれを悔やむよりもどのようにつきあっていくかを考えた方がよいと思います。ちなみに筆者も喘息患者ですが日常生活には支障はありません。

22 結婚したいのですが遺伝が心配です。
「結婚相手に喘息のことを理解してもらいましょう」

　片親が喘息だと子どもの25％、つまり4人に1人は喘息の場合があります。両親が喘息だと50％といわれていますが、確実に遺伝するわけではありません。遺伝を恐れて結婚をしないとか反対することは間違っています。但し結婚相手にはよく喘息のことを理解してもらって下さい。特に予防的な治療が大切な点を理解してもらい、お互いに協力し合えるよう努力して下さい。

23 喘息は突然発症したりするものなのでしょうか？
「はい。子どもの頃になかったからといって安心しないで下さい」

　突然といえば突然発症しますが病院にくる場合の多くは、"咳が止まらない"とか"夜ゼイゼイするようになって苦しい"という症状がしばらく続いてから来ることが多いようです。喘息の場合、初期治療が非常に重要なのでゼイゼイするような場合は苦しくなくても病院に行くことをお勧めします。咳については非常に難しいのですが、一般的には2週間ほど咳が止まらない場合は病院に行った方がよいのではないでしょうか。

2 喘息の危険因子 ─環境とアレルゲン─

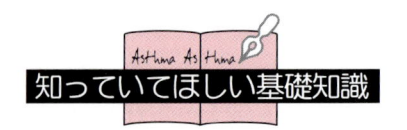

知っていてほしい基礎知識

● 喘息はアレルゲンによって誘発される疾患の1つ

　気管支喘息は気道が一時的に狭窄して呼吸が苦しくなる呼吸器の病気ですが、実は花粉症などと同じようにアレルゲンという環境中の蛋白質が原因となって誘発される病気です。このようにアレルゲンで誘発される病気はアレルギー性疾患といいますが、気管支喘息やアレルギー性鼻炎、アトピー性皮膚炎、花粉症などと呼ばれているアレルギー性疾患はアレルギー反応という共通の仕組みで出現しています(図1)。実際にスギ花粉症で有名になりましたが、スギのような花粉では主に鼻炎や結膜炎という形でアレルギー症状が出ます。スギ花粉の場合は粒子の大きさが20μ程度なので、大き過ぎて気管支までなかなか到達せず、その前に鼻の粘膜に沈着してしまうため鼻炎の症状が中心になり、喘息はあまり起こすことはありません。また、風の強い日には風の流速に乗るため、目の中に入ってアレルギー性の結膜炎を起こします。これに対して、ダニや室内塵、つまりハウスダストといわれているアレルゲン、カビや動物の毛などのアレルゲンの粒子はもっと小さな粒子なので気管支の中にまで入っていってしまうので、主に気管支喘息を引き起こします。ダニの粒子は10μくらいで、布団や毛布をバタバタさせたりすると空中に舞い上がり、これを吸入してしまうとダニに敏感な喘息患者では苦しくなって喘息発作を起こします。動物

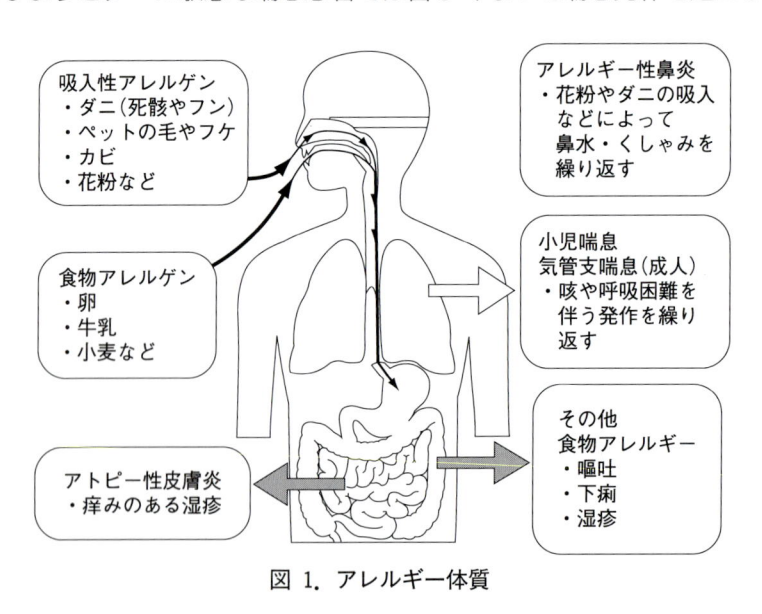

図 1. アレルギー体質

の毛の場合は粒子が7μ程度で軽いためにいつも空中に浮遊しているので、ネコやイヌのアレルギーのある患者さんはネコやイヌのいる家に一歩、入っただけで「症状が出る」と感じることが多いといわれています。アトピー性皮膚炎の場合は肌がカサカサしてくると皮膚のバリアー機能が失われてアレルゲンが皮膚に入りやすくなり、ますます皮膚に問題を起こすといわれています。

● 抗原、アレルゲン、IgE

免疫反応を起こすことができる物質を総称して「抗原」といいます。主に蛋白質ですがほかの成分も部分的に含まれている場合もあります。特にアレルギー反応を起こす場合は抗原とはいわずに「アレルゲン」と呼んでいます。抗原は免疫反応として生体にIgM、IgA、IgGという免疫グロブリンという血液成分と反応しますが、アレルゲンの場合はIgEという物質と結合して反応を起こします。IgEはマスト細胞、肥満細胞などという細胞の上に付着していますが、アレルゲンがこのような細胞の上に付着しているIgEに結合するとマスト細胞や肥満細胞の表面の性質が変化して、化学伝達物質を遊離し、生体にアレルギー反応を発生させる基となります。アレルゲン分子1個は2個のIgEに結合して起こるので、このような結合をブリッジング、つまり架橋形成と呼んでいます。化学伝達物質にはいろいろな性質のものがありますが、最終的には鼻ではくしゃみ、鼻水、鼻づまりを引き起こし鼻炎症状が誘発され、また気管支では狭窄を起こして苦しくなります。

● 血液検査でわかるアレルギー因子

アレルギーがあるかないかを調べるには皮膚テストなどがありますが、これは、どこの施設でもできるとは限りません。どのような医療機関でも簡単にできる血液検査でCAP・RAST法という血液検査があり、これならば血液を少量採血して調べるとどのようなアレルゲンに身体が反応しているかわかります。ダニや室内塵、カビ、ペットの毛などのアレルゲンを結合した小さなキャップ型のスポンジにアレルギーを疑われた患者さんの血液の成分を入れると、その患者さんのアレルギーに反応する血液成分のIgEが結合します。結合したIgEにさらに特異的に結合する抗IgEという物質を反応させるのですが、このときに抗IgEに印をつけておけば、その印のついたものがどれくらい検出されるかということで、反応が多いか少ないかが測定できます。たくさん反応する患者さんとわずかしか反応しない患者さんを6つのクラスで表示します。CAP・RASTのクラス5、6などと出れば相当アレルギー反応は強いと解釈します。ただ完璧な検査ではないので、実際の症状と関連するかどうかをみるためにアレルゲン誘発試験をやらなければ正確ではないといわれていますが、昔の研究から結果が、クラス2以上ならば誘発試験ではよく相関するといわれています。誘発試験は実際に症状が強く出てしまう場合があり、危険を伴うことが多いので、現在では血液検査で何にアレルギー反応をもっているか、またその程度はどうなのかをみるようになっています。

● 吸入性アレルゲン（抗原）の一覧（表 1）

表 1．アレルゲンの種類（Pharmacia, CAP・RAST）

吸入性アレルゲン	室内塵	ハススダスト-1、ハウスダスト-2
	室内塵ダニ	ヤケヒョウヒダニ、コナヒョウヒダニ
	貯蔵庫ダニ	アシブトコナダニ、サヤアシニクダニ、ケナガコナダニ
	イネ科	ハルガヤ、ギョウギシバ、カモガヤ、ヒロハウシノケグサ、アシ、ホソムギ、オオアワガエリ、ナガハグサ、コヌカグサ、ライムギ、セイバンモロコシ、コスズメノチャヒキ、シラゲガヤ、オート麦、小麦、オオスズメノテッポウ、スズメノヒエ
	雑草	ブタクサ、ブタクサモドキ、オオブタクサ、ニセブタクサ、ヨモギ、ニガヨモギ、フランスギク、タンポポ、ヘラオオバコ、オナモミ、ヒメスイバ、ハマアカザシロザ、オカヒジキ、アキノキリンソウ、アオゲイトウイソホウキ、ヒカゲミズ、イラクサ、カナムグラ
	樹木	カエデ、ハンノキ、シラカンバ、ハシバミ、ブナ、ビャクシン、コナラ、ニレ、オリーブ、クルミ、カエデバスズカケノキ、ヤナギ、ハコヤナギ、トネリコ、マツ、スギ、ユーカリ、アカシア、ペカン、ヒノキ、クリ
	真菌	ペニシリウム、クラドスポリウム、アスペルギルス、ムコール、カンジダ、アルテルナリア、ポトリチス、ヘルミントスポリウム、フザリウム、ステムフィリウム、リゾプス、オーレオバシジウム、フォーマ、エピコッカム、トリコデルマ、カーブラリア
	ペット、動物家畜、ほか	ネコ・イヌ（上皮・皮屑）、セキセイインコ（フン、羽毛、血清）、モルモット、ハムスター、ラット、マウス、馬、牛、ヤギ、羊、家兎、ブタ、鶏、ガチョウ、アヒル、ハト
	昆虫	ミツバチ、スズメバチ、アシナガバチ（経皮）、ゴキブリ、ユスリカ、ガ、ヤブカ
食物性アレルゲン	タマゴ	卵白、卵黄
	牛乳	ミルク、α-ラクトアルブミン、β-ラクトグロブリン、カゼインチーズ、モールドチーズ
	肉類	豚肉、牛肉、鶏肉、羊肉
	魚介類	タラ、カニ、エビ、ムラサキガイ、マグロ、サケ、サバ、イカ、タコ、アジ、イワシ、ロブスター
	穀類	小麦、ライ麦、大麦、オート麦、トウモロコシ、米、ソバ、キビ、アワ、ヒエ
	豆/ナッツ	エンドウ、ピーナッツ、大豆、インゲン、ハシバシ、アーモンド、ココナッツ
	果物/野菜	トマト、ニンジン、オレンジ、ジャガイモ、イチゴ、ニンニク、タマネギ、リンゴ、タケノコ、サツマイモ、キウイ、セロリ、パセリ、メロン、マンゴ、バナナ、洋ナシ、モモ、アボガド
	その他	ゴマ、ビール酵母、グルテン、マスタード、麦芽、カカオ、ゼラチン
その他	寄生虫	カイチュウ、ホウチュウ、アニサキス
	薬物	ヒト・インスリン
	職業性	オオバコ種子、キヌ、イソシアネート TDI、イソシアネート MDI、イソシアネート HDI、エチレンオキサイド、無水フタル酸

（アレルギー科 9(1)：36，2000．科学評論社，東京，より引用）

● 吸入性抗原の除去・回避

　CAP・RAST でダニへの反応が 2+ では大したことはありませんが、6+ と出たら、大掃除してダニを除去すると、症状の改善につながる可能性が高くなります。特に日頃接することが多い寝具などはダニが多数存在するといわれています。ダニを除去することによって、症状が軽減したり、使用する薬の量を減らせる可能性もあります。日本では気候

の関係でヒョウヒダニがアレルゲンとして最も重要といわれています。また部屋の構造もマンション形式の家屋が増えて、湿度が家の中にこもるようになってますますダニの増殖を助長したのだろうと考えられています。つまり、昔の家屋は、縁側があり、畳の水分が床下から除かれるような構造となっていたので畳の中の水分もあまり溜まらなかったと考えられますが、最近のようにアルミサッシなどを用いた密閉性の高い住宅ができてからは、畳や寝具などの湿度が高くなってダニにとって生息しやすい環境になっているようです。

● スギ花粉症と咳、スギ花粉曝露への対応法、ハウスダストやダニ因子があれば単なる花粉症ではない

　スギ花粉症の場合はスギの粒子が20μもあるのでほとんどは鼻の粘膜に沈着します。しかし、スギ花粉が多い場合、また、細かくなってしまった粒子が気管の方まで入ってしまうと、気管支炎のような咳の原因になります。スギは風に乗って流速が出ると目の中にも入ってしまうのでアレルギー性結膜炎を起こします。ですから気管支炎や鼻炎だけならばマスクをするとだいぶ予防できますが、目については度の入っていない眼鏡などをかけることも必要になります。すき間からアレルゲンが入らないように工夫をしている眼鏡もあります。花粉症の季節である2月から5月頃にアレルギーの症状が強くて花粉症、特にスギ花粉症と思い込んでおられる方が多いようですが、実際に受診される患者さんをよく調べると、スギだけでなく昆虫やダニにも反応している方が多くいます。また花粉症ではなく純粋にダニアレルギーの方もいます。ダニの場合はあまり目が痒くならないことで区別できる場合もありますが、対策が違うので症状の強い方はきちんと調べてもらうことをお勧めします。なお、花粉症が長引くといっておられる方は5月中旬から出てくるカモガヤアレルギーの方が多いようです。

● ダニの排除

　ダニの排除には寝具が一番重要といわれています。昔は布団を打ち直したりする習慣があり、布団の中でダニが何年も増殖することを防いでいましたが、そのような習慣が失われてしまってからは問題になっています。3年以上、使用した布団は一度、丸洗いに出すとよいでしょう。できればその後、1年に一度は布団の丸洗いに出すこと、1～2週間に一度は掃除機を定期的にかけるのがよいといわれています。掃除機はパワーアップした製品で布団用のノズルで、1平方メートルあたり20秒程度のゆっくりとした速度で掃除機をかけるのが標準的な方法とされています。また、ダニは湿度が70％以下になると生きていけないという性質から布団乾燥機なども有効と考えます。特に50℃くらいに熱が加わる乾燥機であれば乾燥と熱の両方でダニを殺すことが可能です。但し、ダニの死骸にもアレルゲンとしての働きがあるので、必ず、その後で掃除機で除くことが大切です。昔から布団は叩いたり干したりする習慣がありますが、同じような理由でアスペルギルスやアルテルナリアなどのカビ類のほか、スギ、カモガヤなどの花粉なども除去・回避できればそれも治療

上有益と考えられます。叩くとダニが表面に浮き上がってきます。また、干しても14時頃までに取り込まないと却って湿気が増えてしまう場合もあります。そのうえダニは50℃以上にならないと死にませんので、ダニを殺すことが目的であれば干すということでは不十分です。特に仕事をしている人は日曜日にしか干せないとなると日曜日は年間52日ほどしかないので、そのうち、適切に晴れて気温が上がってくれるのは何日かと考えると、ちょっと絶望的です。布団を敷くときも埃とともにダニが舞い上がることがありますが、静まるのに20分くらいはかかるといわれています。ダニアレルギーのあるお子さんがいる場合は布団を敷いて埃が収まってから部屋に入った方がよいといわれています。スーツなどをクリーニングに出すように、年に1回は布団も丸洗いに出しましょう。そのほか、拭き掃除も大事です。電灯の傘の上や鴨居、本棚など定期的な拭き掃除が大事です。但し濡れた雑巾を小さなバケツで洗って、また拭いていたのでは却ってダニを塗りたくってしまいます。洗濯機を濯ぎの状態にしておいて、そこに10枚くらいの雑巾を入れておき、必要に応じて、濯ぎながら拭き掃除をすると効率がよいでしょう。

● 食餌性抗原の除去・回避

　CAP・RASTで陽性になると、反応が出た食品を回避してしまう場合がありますが、実際にCAP・RASTが陽性でも症状が出るとは限りません。却って回避し過ぎると栄養失調になりますので、回避が必要かどうかについては専門医を受診する必要があります。しかし、食後にショックを起こした既往があるなど、症状の因果関係が明らかなときは、危険な場合もありますので徹底した回避が必要です。本当に、その食品が問題かどうかについては食餌日記をつけたり、食物負荷試験などを行って慎重に判断します。ですから、必ず専門医のもとで検討してもらって下さい。問題の食品を避けている間、症状日記などをつけて症状の軽減ないし消失に寄与しているか記録を取って下さい。また、場合によってはわざと少量、問題の食品を取って症状が再現できるか調べる場合があります。いずれにしても主治医とよく相談しながら施行することになると思います。危険を伴う場合には入院したうえで検査をします。

● 理想的な室内環境

　湿度は40～50％、室温は季節にもよりますが28℃くらいを考えてよいと思います。湿度が低過ぎると粘膜が乾燥し、特に冬の間は風邪をひきやすくなります。また湿度が高過ぎるとダニやカビが生えやすくなります。室内にはぬいぐるみやドライフラワーなど埃の溜まりやすい装飾品は避けた方がよいでしょう。敷き詰めの絨毯もダニが生えやすくなります。フローリングはダニは住みにくくなりますが寒い感じになりますので、必要なら小さなピースになっている絨毯などをスポットで敷くとよいと思います。できれば台所や窓の位置なども確認して室内に過剰な湿気が溜まらないようにしたいものです。風通しにも気をつけましょう。窓や扉は全開にするよりも15～20センチくらい開いた方が換気がよいと

いわれています。

● **喘息と気象条件（環境日誌もつけてみましょう、天候や温度変化も影響）**

　喘息は西高東低の気圧配置で悪くなるといわれています。晴れて気圧が高いと一般的に喘息の方は調子がよいようです。台風がくると気圧が低くなって肺や気管支が収縮しやすくなり発作が出やすくなるといいます。台風がくる前に悪くなる人、最中に悪くなる人、行ってしまってから悪くなる人と台風に影響を受ける方でも、その受け方には個人差があるようです。気温も重要な要素です。急な気温の変化、特に5℃以上急に気温が下がると発作を起こしやすいようです。普段から天気予報をみる習慣をつけておくとよいでしょう。また気温の変化に身体がついていけるように乾布摩擦をしたり冷水摩擦をして自律神経を鍛えておくとよいでしょう。1年以上続けると、風邪をひくことが少なくなり結果的に発作予防に効果的のようです。アレルギー性鼻炎の方も湿度が低いと粘膜が乾燥して症状が強くなります。特に夜間に自分が寝ている部屋の湿度が下がり過ぎないように気をつけましょう。

● **季節と発作**

　一般的に喘息の人は春先や秋など季節の変わり目、また梅雨時も悪いようです。これは、季節の変わり目には気温の寒暖の差が大きいことと、この季節にダニやカビ、昆虫、花粉などのアレルゲンの量が増えるためではないかと考えられています。

Q&A

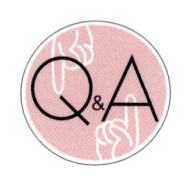

1. "アレルゲン"ってなんですか？

「アレルゲンは低分子の蛋白質で生体にアレルギー反応を誘発してしまう物質です」

　最初に生体がアレルゲンを吸入したり、触ったりして感作されると生体の中にそのアレルゲン特有の IgE 抗体という免疫グロブリンがつくられます。これができてしまうと、再度、同じアレルゲンが生体内に入ってきたときに、このアレルゲンが生体内の IgE と反応してアレルギー症状の原因となる化学伝達物質を放出します。アレルゲンの代表的なものとしてはダニ、埃のほかにスギやカモガヤの花粉類などがあり、カビではアルテルナリア、アスペルギルス、カンジダなどがあります。もちろん、ペットの毛も重要で、イヌ、ネコのほか、最近ではモルモットやペレット、ウサギ、鳥類も問題になります。また目立ちませんが案外問題になっているのが昆虫です。ユスリカ、ガ、ゴキブリもその死骸が家の埃となって悪さをすることがわかっています。

2. アレルゲン検査が陰性でも発症することはあるのでしょうか？

「アレルゲンに対する反応がみられなくても発症します」

　そのような場合は非アトピー型喘息などと呼んでいます。このような患者さんでも血液中の好酸球が増えている場合が多く、やはり何かのアレルギーがあるのではないかと考えられています。風邪をひくと悪くなることが多いので感染型の喘息といわれていた時代もあります。アトピーとは血液検査や皮膚テストでアレルゲンに反応しているかどうかで決めます。テストで明らかにできるアレルゲンの種類はせいぜい 400 種類くらいですが、実際にアレルゲンになりうる蛋白はまだまだたくさんあります。検査法が進歩すれば、このような非アトピー型の喘息の人でもなんのアトピーかわかるようになる時代がくると思います。現実に昔、何も反応が出ないと思っていた患者さんでも最近になって黄色ブドウ球菌エンテロトキシンにアレルギー反応が出ることがわかり、風邪をひいたときに発作が出ることと考え併せて、やはり誘因になっていたのかと思える症例がありました。しかし、まったく別な仕組みで喘息になっているのではないかという説もあって一定していません。しかし気管支鏡という特殊な検査で患者さんの気管支の粘膜を取ってきてもアトピー型の患者さんの粘膜とまったく変わらないことや、基本的な治療はほとんど同じなので、非アトピー型喘息の患者さんでも治療上の区別はあまりありません。但し、何かにアレルギーがあると、それを回避することを治療として位置づけることができますが、アレルギーがはっきりしない場合は何を回避すればよいのかわからない点が困

ります。アレルゲンがわかり難いのは大人に多く、子どもでは20％くらい、大人では40％以上が非アトピー型ではないかといわれています。

3 アトピー性皮膚炎の治療を受け、治りかけた頃から喘息が出始めました。喘息と皮膚炎は関係あると聞きましたが、どのような関係があるのでしょうか？

「喘息もアトピー性皮膚炎もアレルギー体質が基本にあるという点では同一の疾患といってもよいでしょう」

　患者さんによって喘息だけある場合、アトピー性皮膚炎だけある場合、両方ある場合とがあります。またアレルギー性鼻炎を合併している人もいます。一般的に喘息がひどいときは皮膚はよくなって、喘息がよくなると皮膚が悪くなることが多く、昔から「交代現象」などと呼ばれていました。これは自律神経のバランスがシフトするからだと考えられています。つまり気管支喘息が悪くなって自律神経の働きが不安定になると、肺の神経の働きが活発になるので皮膚の方が却って安定するのではないかと考えられています。皮膚が悪いときは逆さまの現象が起こるというわけです。昔からこのような学説があったため、わざと皮膚が赤く腫れあがるような注射をして喘息を改善させることが試みられてきました。このような治療は、現在では、科学的根拠に乏しいということであまり用いられていませんが、実際、患者さんを診ていると交代現象ということはあるように思います。しかし、治療法や管理法についてマスターして頂ければ、両方ともあまり悪くならないようにコントロールすることは可能です。

4 6～8月はいくぶん楽なのですが9月半ばより咳痰がひどく苦しんでいます。12月や1月は呼吸も苦しく困っています。頑固な咳はなんとかならないものでしょうか？

「主治医の先生に咳の原因を徹底的に検証してもらうことが必要でしょう」

　喘息の患者さんは年間を通じて7月が一番調子がよいといわれます。8月終わり頃からブタクサやダニの死骸が増えたり、台風がきて気圧が下がったり、急に気温が下がったりと、喘息の患者さんたちには不利な条件が揃います。完全に寒くなると症状が安定する人もいますが、風邪をひいて悪化させてしまう場合も多くあります。普段から、喘息による咳なのか感染症などからくる咳なのか現状を詳しく検査で明らかにしておきましょう。感染症があればその治療も必要になりますし、喘息の方が悪化して悪い場合には喘息に対して十分な治療を追加すべきと考えます。

5 寒い季節に注意することはありますか？

「寒い時期は風邪をひきやすいので注意しましょう」

　冬は乾燥しないように室内では加湿器が必要です。風邪が流行しているときは人込みに出ないように、出たらうがいと手洗いを励行して下さい。また、暖房で暖まっている部屋から急に寒いところに出た場合の温度差に注意して下さい。5℃以上の温度差は喘息を誘発しやすいので注意しましょう。

6 寒くなると息が苦しくなるので出歩くのが大変です。出歩くと咳が出るので飴玉をしゃぶり、咳込むときは水を多く摂るようにしています。何かよい方法はありますか？

「検査の結果にもよりますが、現在使用している薬が弱過ぎるのかも知れません。主治医に相談して増やすのも方法です」

　一時的に治療薬剤を増やしてよくなると、減量しても、もとのように悪くならない場合もあります。また、冷たい空気を吸うとそれが刺激になって苦しい場合もありますから、マスクをして入ってくる空気を暖めると気道が刺激されないので調子がよい場合もあります。水を飲んでもお腹が膨れる割には呼吸が楽にならないことがあります。また心臓が悪い人は水を摂り過ぎると却って心臓の負担になる場合があります。

7 仕事場に行くと咳が止まりません。仕事と関連があるでしょうか？

「可能性はあります」

　これにはいろいろな原因を考えなければいけません。まず、仕事場の環境がどうかということです。例えば、仕事場にシックハウス症候群のような刺激物質がある場合もあります。仕事場が埃っぽいところであれば喘息発作を起こすかも知れません。仕事場が分煙されていないで受動喫煙を受けているような環境であればそこに行くと喘息の調子が悪くなることもあるでしょう。われわれも喘息の患者さんを診察する場合は仕事場の環境を聴取することも重要と考えています。出勤前に薬を増量することで症状を改善することも可能です。

　そのほかにストレスによる心因性反応の場合もあります。私の患者さんでも、会社のある"市"を通過するだけで喘息が悪くなると訴える人がいます。これは心因性反応と考えられます。このような場合はカウンセリングをしながら治療を続けますが、最終的には会社を辞めるのがよい場合もあります。同じようなケースで、家にいると喘息が悪化する患者さんがいました。話を聞くと夫婦間の問題がありそれが原因のようでした。離婚したら喘息はよくなってしまいました。

　このように、いろいろな原因があると思いますのでよく原因を考えることが重要です。

8 家に帰ると咳が出ます。

「カビが原因であったり、シックハウス症候群の可能性もあります」

　自宅環境による喘息発作のほかにも考えることがあります。家の中には300種類くらいのカビがあるといわれていますが、特に多いものにトリコスポロンなどがあり、6〜8月の場合は夏型過敏性肺臓炎という病気の原因になります。このような病気では、しばらく咳が続いたあとで苦しくなり、病院に行ってレントゲンを撮ってもらうと肺に影があると言われることもあります。新築の家であれば新建材などによる化学物質過敏症を起こしている場合があります。住居が原因で症状が出る場合にはシックハウス症候群と総称されることもあります。

9 畳はよくないのでしょうか？

「ポリウレタンの畳なども出ているようですが、ダニが発生しやすい素材を使った畳は気をつける必要があります」

　一般的に畳は床下から水分が抜けるような構造になっているのが普通だったのですが、マンション形式の家が増えた頃からコンクリートの上に畳を敷くようになり、水分が下から抜けなくなってしまいました。これがダニの発生に寄与しているといわれています。年1回は大掃除をして畳の水分を除いたり、加熱処理などが必要になる場合があります。また畳の上に絨毯を敷く場合がありますが、これはダニの発生を助長してしまいますので止めましょう。

10 夜、布団に入ると咳が出ます。予防法はありますか？

「寝る前に予防的に薬を服用するとよい場合があります」

　しばらく続けて症状が安定したら薬を止めても咳が出なくなる場合もあります。また、寝具がダニやカビに汚染されている場合もあります。発作が起きている場合には、横になるという姿勢が苦しくなる原因になっていることがあります。このときは治療が必要です。薬が効くまでの間は座位で過ごす方が楽ですし、布団を積み上げてうつ伏せに寄りかかって寝た方が楽な場合もあります。

11 交通量の多い道路沿いに住んでいます。ここに住んでから喘息が出ています。それでも窓を開けて換気をした方がよいですか？

「すぐに転居できない場合は喘息がひどくならないように十分な予防治療を行うことが大切です。窓を閉めておいた方がよいでしょう」

　車の通りが少ない時間帯に換気を行う工夫が必要です。そのほか、空調などで室内の換気に留意し、一般的な室内アレルゲンの発生に留意することも大切です。ただ、外の空気が悪いだけで発作を起こすとは限りませんので、室内のダニやカビなどの環境対策も行いましょう。

12 室内冷房で発作が起きます。

「温度差が問題になる場合と、冷房の機械の中にダニやカビが発生している場合があります」

室内冷房を業者に頼んで洗浄してもらうと効果的な場合があります。空調病といわれる病気がありますが、これは Thermoactinomyces vulgaris というカビが問題になり、咳や肺炎の原因になる場合もあります。

13 お風呂で発作が起きます。

「お風呂は循環がよくなるので、発作が出やすくなります。発作を起こしそうなときは湯舟に入ることは避けてシャワーにするなど留意が必要です」

同じ理由で、お酒を飲んだり、走ったりして身体が温まると発作が起きやすくなります。いずれも喘息の治療が不十分なときに起こりますので、お風呂に入ったくらいで発作が起きないように十分な治療を受けましょう。

14 イヌとネコを飼っています。最近喘息と言われました。動物のアレルギーもあると言われましたが、今、飼っているイヌやネコは捨てられません。どうしたらよいでしょうか？

「症状が出ない方は飼っても大丈夫な場合があります。但ししっかり掃除して下さい」

イヌやネコのアレルゲンはダニなどよりも粒子が細かく空中を浮遊しているため、発作を起こしやすい一面、毎日吸っていると慣れ現象が起きるともいわれています。ですから症状が出ない方は飼っていても大丈夫な場合があります。しかし、動物を飼うと湿気も溜まりやすくなりダニやカビの発生に寄与しますのでできるだけ普通の家庭の3倍の掃除はして下さい。いろいろな説がありますが、動物は定期的にシャンプーした方がよいでしょう。また寝室には入れないようにしましょう。しかし、動物のために死にそうなひどい発作が出る場合は、やはり飼うのを諦めた方が得策です。しばらくどなたかに預かってもらって、発作の出方が少なくなるかを確認して下さい。動物がいなくなっても3ヵ月くらいは一生懸命に掃除をしないとアレルゲンは除けないといわれています。なお、動物を飼わなくなって久しぶりに接したときには、以前飼っていたときよりもひどい発作が出る場合があります。ネコを飼っている親戚や友だちのところに泊まりに行く場合の方が却って危険な場合もありますので気をつけましょう。

15 蚊の飛ぶ中に入ると咳発作が出ます。関連はありますか？

「蚊やユスリカ、つまり昆虫のアレルギーの方がいます。このような方ではしばしばみられます」

　このような昆虫の死骸が室内塵の構成成分となって喘息の原因になっている場合があるので気をつけましょう。昆虫のアレルゲンは春と夏に多く、カビや花粉の時期と一致しますので、症状がある方はアレルギーの専門病院で自分が何に感作されているか調べてもらいましょう。

16 喘息の増悪因子として食べ物もあると聞きましたがどうすればわかりますか？

「子どもの場合は特に重要です。何を食べたかを細かく記載して日記にしましょう」

　アレルギーはなんらかの原因物質が身体の中に入って反応を起こします。特に2歳以下の乳幼児は消化管の粘膜が十分に発達していないのでいろいろな物質に反応を起こしやすい状態になっています（感作されやすい状態）。卵や鶏肉・牛乳などは注意して下さい。そのほかにも日本人の場合、そばアレルギーは多いと思います（欧米ではピーナッツが有名です）。そばの場合でもそば自体には問題がなくてもそばの花やそば粉にアレルギーを起こす場合もあります。これはそばをゆでることによって食べても安全な状態になることもあるからです。ですから、細かく食事の内容や調理方法まで日記に記載してどのような状態の食べ物にアレルギーを起こすのかを観察することは重要です。特に、乳幼児の場合は母親が注意深く観察することでアレルギーの重症化を防ぐことも可能です。数年前の新聞には以下のような記事が載っていました。ピーナッツにアレルギーのある人がレストランで食事を頼みましたが、そのとき、自分にはピーナッツにアレルギーがあるので入れないでほしいと注文したのです。コックさんも料理にはピーナッツを使用しませんでした。しかし、その料理を食べたその人はアナフィラキシーショックを起こして死んでしまいました。詳しく調べてみると使用した調味料の原料にピーナッツが含まれていることが判明したということです。

17 アレルギー性結膜炎をもっています。近視でコンタクトをしていますが、治療としての目薬はいつさせばよいのでしょうか？

「入れる前と外してからがよいかと思います」

18 鼻水がひどいときに鼻用の吸入ステロイドを使っていますが、最近は咳も出ます。しっかり止める方法はないでしょうか？

「鼻水が出るときは抗ヒスタミン薬も使って下さい」

　特に鼻水が喉の方へ後鼻漏として流れると喉や気管の炎症の原因になりますので

寝る前にしっかりと使用するとよいでしょう。咳が出る場合は気管支拡張剤や鎮咳薬などを併用します。鼻水がひどかった場合は鼻汁からの細菌感染が原因の場合もあるので長引く場合は細菌の検索や抗生剤の治療を受けて下さい。

19 喘息予防のための日常生活の過ごし方を教えて下さい。

「ピークフローをつけて予防的な治療を行いましょう」

これを日記につけているとどのような条件で発作が起こりやすくなるかがよくわかりますので、それを避ける工夫をします。誘因として多いものは過労や風邪です。飲酒、台風、走ったりすることなども関係します。特殊な場合では火山の爆発のあったときなど汚染された大気を吸って発作が出ることもあります。イヌやネコに接したり、引っ越しの手伝いに行って埃をたくさん吸ったときなど発作を起こす方が多いようです。

3 喘息の増悪因子

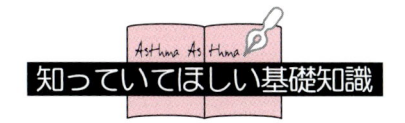

知っていてほしい基礎知識

● 風邪と感染症

　よく患者さんは"風邪をひいたので喘息が悪くなった"と言って来院されます。確かにある種のウイルス（アデノウイルスやインフルエンザウイルス）に罹患すると喘息発作を誘発させます。また、マイコプラズマ肺炎や百日咳なども喘息発作を引き起こすことがわかっています。すなわち、喘息の管理をするうえでこのような感染症の予防にも注意が必要です。

● 感染は発症、悪化の因子

　アレルギーはアレルゲンに身体が反応することが原因で発病することが基本ですが、アレルギーがあっても症状が出るとは限りません。患者さんは、よくみていると風邪をひいたり、体調が悪くなるとアレルギー反応も出やすくなります。風邪などの感染症はアレルギー反応が悪化するための重要な悪化因子となりますのでアレルギー体質の人は風邪をひいたり、過労になったり、アレルギー反応が出やすくなるきっかけを与えないことが大切になります。また、中には風邪の菌に対してアレルギー反応を示しているのではないかと考えられる方もいます。最近はブドウ球菌の中に存在するエンテロトキシン A．B などの酵素に対してアレルギー反応を示す患者さんがおりますが、このような患者さんでは風邪を契機に発作を起こす方が多いように考えます。

● アスピリン喘息

　アスピリン喘息という名前がよくありません。痛み止めや解熱剤に使われる非ステロイド抗炎症薬（NSAIDs）により喘息発作を起こす方があり、その代表的な薬の名前を使ってアスピリン喘息といいますが、アスピリンだけに起こるのではないのです。喘息の中に、非ステロイド性の消炎鎮痛剤（いわゆる解熱剤）の投与により喘息発作を起こす患者さんが約10〜20％存在するといわれています。その機序はいまだ完全には解明されていません。
　ここで注意しなければいけない点があります。まず、投与方法は関係ないということです。飲み薬や坐薬だけでなく、貼り薬やスプレーでも起こります。市販の湿布やスプレーにも含まれているので注意が必要です。また、このアスピリン喘息を起こす人はある程度決まっていますが、今まで大丈夫だった人が突然起こすこともありますので注意が必要で

す。また、アスピリン喘息はひどい発作を引き起こすことが多く、重症喘息発作の十数％はアスピリン喘息であるという報告もあり、喘息死の原因としても重要な問題であるとされています。さらに、医師側にも問題があります。すなわち、医師が全員、喘息の専門家ではなくアスピリン喘息に対して知識があるわけではありません。膝が痛くて整形外科に行くこともあるでしょう。患者さんは、常に自分は喘息であるということを医師に告げなければいけません。

また、アスピリン喘息の中には食物や歯磨き粉などに含まれる防腐剤や着色料などにもアレルギー反応を起こして喘息やアナフィラキシー症状を呈することがあるので注意が必要です。

● 運動による発作誘発

運動により喘息発作を起こすことは古くから知られています。特に冷たい乾燥した環境下で、運動強度の強い持続的な運動（マラソンなど）で起こしやすいといわれています。運動後5〜10分後に肺機能は最も低下し、多くの場合は20〜30分後に自然に回復します。この原因は気道による浸透圧変化や過換気による水分喪失、メディエーターの関与が指摘されていますが詳細な原因に関してはいまだ不明です。

● タバコの基礎知識

タバコには4,000種類以上の化学物質、200種類以上の有害物質、約40種類の発癌性物質が含まれています。タバコは"毒の缶詰"ともいわれています。そして、タバコによる死亡は年間約10万人で、全死亡の約10％です。また、タバコは癌だけではなく高血圧や動脈硬化なども引き起こします。呼吸器関係の病気では肺癌は非喫煙者の10倍発症し、肺気腫や慢性気管支炎の95％は喫煙者です。喘息の発症にも関係はあります。また、タバコの場合喫煙者だけでなく周りの人にも害を与えていることを見過ごしてはいけません。喫煙者が自分で吸って、自分だけが病気になってしまうという問題だけではないのです。タバコを吸っているときにタバコの先から上がっている煙を副流煙といいます。これは低温で燃焼されるために喫煙者が吸い込む煙（主流煙）より有害物質が多いといわれています。この副流煙を吸い込むことを受動喫煙といいます。この受動喫煙の害をバカにしてはいけません。喫煙者の夫と一緒に住んでいる非喫煙者の妻の肺癌の危険性は1.9倍あるといわれています。また、妊娠中の母親が喫煙していると低出生体重児の危険性が高く、喘息の発症率も約3倍高率であることがわかっています。子どもには前途洋々な将来を約束しなければいけません。将来、われわれは今の子どもたちの世話になるのですから子どもたちに明るい社会を引き継がなければいけません。

Q&A

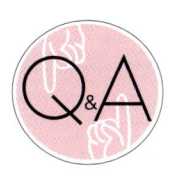

1 風邪をひいたときの苦しさは気管支拡張剤では治らず点滴をしています。何かよい対処法はないでしょうか？

「風邪をひかないように気をつけることは大切です。しかし、現実には不可能です。風邪のときには早めに風邪の治療と一緒に喘息治療も併用して下さい」

　風邪をひいたときに喘息が悪化することはよくあります。しかし、風邪をひくなといっても無理です。しかし、基本として風邪をひかないように手洗いやうがいをすることは重要です。また、冬の時期にインフルエンザワクチンの予防接種を受けることもよいと思います。それでも風邪をひいてしまいます。そのときに喘息発作を軽く済ませるポイントがあります。

1．喘息発作が起こっていないときにもきちんと治療（吸入ステロイド）を継続すること。

　吸入することによって気道の過敏性（発作の起こりやすさ）は低く抑えられているので少々の風邪では発作にならずに、発作になっても軽く済みます。

2．喘息症状が出現したら早く対処すること（あらかじめ主治医とその対処法を相談しておきましょう）。

　筆者の場合は、あらかじめ経口のステロイド剤を含めて安全に使用可能な薬（いわゆる総合感冒薬）を渡しておき、発作が出現したら飲むように指導しています。それでも改善しないときは早めに病院を受診することをお勧めします。最悪の対処法は我慢することでしょう（人間は誰でも苦しみたくはないのです。早く病院に行きましょう）。

　よく患者さんの中には診察予定日に来て、"この前は苦しかったが診察予定日まで我慢していました。昨日からよくなってきました"と言われる方がいます。われわれも過去にさかのぼって治療はできないのです。苦しいときに病院に来て下さればそんなに苦しまないで早くよくすることができます。

［アスピリン喘息］

2 アスピリン喘息と気管支喘息とは違うのでしょうか？

「アスピリン喘息も喘息の1つです。ある特殊な喘息と考えて下さい」

　アスピリン喘息は喘息の中の特殊な喘息と考えて下さい。ですから、アスピリン喘息患者は通常の喘息患者でもあるのです。ただ、喘息患者の中に酸性の非ステロイド抗炎症薬（NSAIDs）に過敏な人が約10％いるのです。その原因はいまだに不明な点があります。一般的にはNSAIDsがプロスタグランディンの合成酵素を阻害することにより気管支収縮性物質が増加するために喘息発作を起こすと考えられ

ています。しかし、なぜすべての気管支喘息患者に起こらないのか？ なぜアトピー型に少ないのか？ なぜ今まで大丈夫だったのに突然過敏になるのか？ などわからないことも非常に多いのです。

③ アスピリン喘息と診断されたら何に気をつけなければいけないでしょうか？

「自分がアスピリン喘息であるということを自覚して下さい。病院や薬局に行ったら必ずそう言って下さい」

アスピリン喘息と診断されたら、まず、自分はアスピリン喘息であることを自覚し、市販の薬や医療機関にかかるときには聞かれなくても自分から申告することです。お医者さんの中でもアスピリン喘息を知らない人はかなりいます。特に専門外の先生の場合アスピリン喘息の有無を確認しないで処方してしまうこともあると思います。以前、救急科で調べたところ、アスピリン喘息による重篤な発作の原因となる薬を処方したところは外科系が46％で、薬局も15％と高率でした。薬局を含めてすべての医療機関がアスピリン喘息を知っているとは限らないのです。

現在、アスピリン喘息を完全に抑制する薬はありませんが日常の喘息治療を継続することにより重篤な発作は防ぐことはできるでしょう。

④ 女性や高齢者の割合が高いというのは本当でしょうか？ また、子どもにはアスピリン喘息の発作は起こらないのでしょうか？

「本当ですし、子どもは確かに発作の頻度は低いと思います」

アスピリン喘息の臨床的な特徴として以下の点が挙げられています。
1．女性にやや多い。
2．ハナタケ、副鼻腔炎、味覚低下(障害)を極めて高率に認める。しかも、喘息症状と同調する。
3．ほとんどが成人(小児も稀にある)で30～60歳に発症する。
4．通年慢性重症型の喘息に多い。
5．非アトピー型が多い。
6．頻度や臨床症状に国別で差がない。

また、子どもでもアスピリン喘息を起こしたという報告はあります。小児アスピリン喘息患者45名を検討したところ3～15歳まで発症していました。外国の報告では8ヵ月の乳児に発症したという報告もありますが、確かに頻度は低いと思います。

⑤ 薬を飲んでからどのくらいの時間で発作は出るのでしょうか？

「2時間以内に起こることが多いようです」

アスピリン喘息の投薬経路としては経口・経腸(坐薬)・経皮(湿布など)があります。

投与経路によって発作までの時間も違うようです。経皮的に投与した場合が一番短く20〜40分で、経口の場合は20〜45分、経腸の場合は60〜90分ぐらいです。いずれも2時間以内で比較的短期間に起こります。心配なときは病院内で投与し、2時間ぐらい救急処置ができるところで観察するのもよい方法だと思います。

6 塗り薬や湿布でも発作を起こすことがあると聞きましたが本当ですか？

「本当です」

湿布の中にも比較的アスピリン喘息が起こりにくいものもあります。湿布も塗り薬も最終的には体内に吸収されるので起こる場合は起こります。スポーツで使用するスプレーで起こしたという報告もあります。

7 喘息があるからと歯医者さんでは歯を抜いてくれません。グラグラしている歯に入れ歯をかけているので食事に不便で、食欲が落ちています。我慢するしかないのでしょうか？

「我慢する必要はありません。大丈夫です。しかし、十分に注意しなければいけません」

その歯医者さんはアスピリン喘息の危険性を知っているのでしょう。その点ではよく勉強していると思います。しかし、対処法を知らないようです。1つには喘息の患者さんのすべてに鎮痛解熱剤の投与ができないわけではないのです。問診をきちんとすることによって多くは鑑別が可能です（大人の場合、痛み止めや解熱剤は何回も飲んでいると思います）。どうしても心配なときは主治医の目の届く範囲で薬を実際に飲んで頂き、1〜2時間観察して問題がなければ大丈夫です。なぜなら、アスピリン喘息の場合、発作が起こるとしたら1〜2時間以内に起こるからです。

そのほかに、アスピリン喘息でも比較的安全に使用可能な鎮痛解熱剤があります。塩基性の鎮痛解熱剤といわれるもので表1のようなものがあります。また、アセトアミノフェンも0.3gぐらいであればほぼ大丈夫です。アスピリン喘息の予防によいという薬は現時点では存在しませんが、吸入ステロイドなどを定期的に使用していれば発作が起きても抑制効果はあるでしょう。

アスピリン喘息の既往がある患者さんが手術などでどうしても強い鎮痛解熱剤を使用しなければならない状況では、ペンタジン®やレペタン®などの非オピオイド系の鎮痛剤を使用したり、ひどいときはモルヒネを使用することもあります。

対処法はいろいろとありますのでアスピリン喘息の可能性が高い場合は、専門の先生と相談して、たとえ

表1．塩基性非ステロイド性消炎鎮痛剤

一般名	商品名
塩酸チアラミド	ソランタール®
塩酸チノリジン	ノンフラミン®
エピリゾール	メブロン®、アナロック®
エモルファジン	ペントイル®
塩酸ベンジダミン	マイトニンS®

発作が起きても対処可能なところで治療を受けられることをお勧めします。

8 風邪薬や痛み止めがほしいときにはどうしたらよいでしょう。漢方薬はどうですか？

　「漢方薬の中にもよい薬があるのは事実ですが、すべての喘息患者に使用可能なわけではありません」

　安全な消炎鎮痛剤としては塩基性の非ステロイド抗炎症薬（NSAIDs）があります。商品名としてはソランタール®・ペントイル® などがあります。アセトアミノフェンも比較的安全に使用可能です。しかし、1回量として0.5gで発作を起こしたという報告もあるので1回量としては0.3gがよいのではないでしょうか。手術のときなど痛みが強い場合はペンタジン® やレペタン® など非麻薬性の鎮痛剤を使用するのがよいでしょう。それでも効果がない場合はモルヒネなどを使用すべきでしょう（アスピリン喘息があるから我慢しなさいというのはかわいそうです）。最終的には主治医の先生とよく相談されるのがよいと思います。

9 食品添加物や歯磨き粉でも発作が起こるのですか？

　「起こります」

　食品添加物は340品目あまりが認可されていますが、その中には一部の気管支喘息患者や蕁麻疹患者に過敏反応を引き起こす物質があることがわかっています。特にアスピリン喘息患者には注意が必要です。注意すべき添加物には食用黄色4号（タートラジン）やその他のタール系色素や防腐剤として使用されている安息香酸ナトリウムやパラベンなどがアレルギーを引き起こすと報告されています。たくあんなど市販の漬物の中には防腐剤や着色料が含まれているものもあります。また、缶ジュースにも防腐剤や着色料を含んでいるものもあり注意が必要です。しかし、度が過ぎると何も食べられなくなってしまうので、自分は何が食べられないかを把握し、自己管理することが重要です。小さいお子さんの場合は自分ではわからないので親がきちんと管理して下さい。

　歯磨き粉の中にはほとんどの製品に防腐剤としてパラベンと安息香酸ナトリウムが含まれています。ですから、これに反応してアレルギー反応を起こす可能性はあります。

10 ハナタケというものがよくできるそうですが、それはどんなものですか？ハナタケの治療はどうするのでしょうか？

　「ハナタケはアスピリン喘息の患者さんに多い特徴的な所見です」

　ハナタケは鼻ポリープと同じ意味ですが、炎症性のポリープで腫瘍性病変ではありません。アスピリン喘息の場合、ハナタケや慢性副鼻腔炎、味覚障害を高頻度に

伴うことはよく知られた事実です。このハナタケは慢性副鼻腔炎に伴う鼻粘膜の炎症性の産物です。以前は慢性副鼻腔炎といえばいわゆる"蓄膿症"が多くみられましたが、最近ではハナタケが多くなってきたようです。ハナタケはアスピリン喘息の約2/3に合併しており、アスピリン喘息に合併するハナタケは好酸球の浸潤が著明で再発しやすいといわれています。治療は蓄膿症の治療に準じます。

11 唐辛子が咳や喘息を誘発させると聞きましたが本当ですか？

「本当です」

　唐辛子の成分にカプサイシンという物質が含まれています。これは医学的に咳を誘発させる物質として臨床・研究の場で使用されています。ですから、唐辛子の辛さがいけないのではなくカプサイシンという物質が咳を誘発し、時には喘息発作も誘発するのです。先日も喘息患者がタンタン麺を食べたところ咳が出始め、その後喘息発作が起こり救急受診し、入院にまで至ったということがありました。調子の悪いときにはこのような食べ物は避けた方がよいでしょう。

　また、カレーでも発作が起こる人が時にいます。この場合は香辛料に含まれるカプサイシンがアレルギー反応を引き起こす可能性もありますが、カレーの中には多量のサリチル酸が含まれており、それが喘息発作を引き起こしているとの指摘もあります。

[運動誘発性喘息]

12 運動誘発性喘息とはなんですか？

「喘息の1つの特殊な症状と考えて下さい。運動することにより喘息の発作が誘発されることをいいます。頻度的には多いものです」

　小児の場合、この運動誘発性喘息の管理は重要です。なぜならば、小児では学業の中で運動が喘息のために制限されることで体力面や精神面に悪影響が出ることが十分考えられるからです。喘息を引き起こす運動をすると苦しくなるからといって運動を制限するのではなく、喘息を管理しながら通常の生活を送れるように努力しなければなりません。運動誘発性喘息の防止策としては、運動前に準備運動をきちんと行い、腹式呼吸やマスクを着用したりすると効果的です。また、日常から喘息

> **ASTHMA MEMO**　**運動誘発性喘息の発症機序**　まだ不明な点が多いのが事実です。現時点での考え方としては過換気により気道粘膜から水分が失われ、浸透圧が上昇し、これらの刺激によりさまざまな刺激物質が放出され、気道収縮を起こすといわれています。また、急に冷たい空気にさらされるだけで喘息発作を起こすこともあるので気道の気温の変化も関与しているかも知れません。

の管理を十分に行い、運動前に気管支拡張剤やインタール® を吸入することにより予防は可能です。ロイコトリエン拮抗薬という薬も効果が期待されています。また、運動の中で水泳は運動誘発性喘息を起こす可能性は低いとされています。運動誘発性喘息は、喘息の管理と適切な運動により対処することは可能です。

13 運動誘発性喘息はどのような患者に発作が出やすいのでしょうか？

「運動喘息は多くの喘息患者に起こります。不安定な喘息状態で起きやすく自分にとって発作の起きやすい運動を知っておくべきです」

運動誘発性喘息を起こしやすい状況とは冷たい（寒い）、乾燥した環境でマラソンなど過換気を起こすような運動をするときが一番危険です。

ASTHMA MEMO　過呼吸　過呼吸とは呼吸が深くなりますが、呼吸数はほとんど変化しないものと定義されています。逆に呼吸数が増加する呼吸を頻呼吸といいます。

また、過換気とは呼吸の深さ・数のいずれかまたは両方が増加し、換気量が増加した場合をいいます。

呼吸を観察するうえで換気量は重要な指標です。1分間の換気量は分時換気量といって1分間の呼吸数と1回の換気量（呼吸の大きさ、深さ）の積で表されています。

ASTHMA MEMO　過換気症候群　過換気により、動脈血液中の二酸化炭素が低下し、呼吸性アルカローシスという状態になり、手先がしびれたり呼吸困難感や動悸が起こります。時には痙攣を起こすこともあります。よく、アイドルのコンサートで若い女性が何人倒れたという報道がありますが、これは興奮して呼吸が早く深くなるために過換気症候群に陥ったケースがほとんどです。

この過換気は運動誘発性喘息との関連が指摘されています。運動をしていると過換気にあり気道から水分が消失し、喘息発作を起こす可能性があるといわれています。

また、換気という視点から喘息を考えますと、喘息発作の初期の段階では苦しいので換気が増えて動脈血二酸化炭素が低下し、呼吸性アルカローシスになります。しかし、その後、発作が増悪すると段々呼吸が弱くなってきます。このとき肺雑音は小さくなることがありますが、これはよくなっているのではなく悪化しているのです。このようなときは人工呼吸器による管理が必要になってきます。

14 ウォーミングアップはどの程度すればよいのでしょうか？
「インターバルトレーニングがよいでしょう」

　小児気管支喘息治療・管理ガイドラインでは運動誘発性喘息の管理法が記載されています。その中で事前運動（ウォーミングアップ）は軽く運動誘発性喘息を出現させる程度の運動がよいとされています。その理由は運動誘発性喘息を一度起こすと2時間ほどは発作が起きないことがわかっているからです（不応期の存在）。ですから、発作が起きないような軽い運動では不十分です。すなわち、ウォーミングアップをしてから少し休むようなメニューをつくるようにします。インターバルトレーニングが有効です。

15 運動前の薬物服用・投与により発作を予防できるのでしょうか？
「気管支拡張剤やインタール® の吸入は有効であるといわれています」

　あらかじめ運動することがわかっている場合（学校の体育の授業など）には薬物による予防は有効です。基本に喘息の重症度に合わせた管理が日頃から行われていることが前提です。そのうえで、抗コリン剤、β刺激薬、インタール® などを運動前に吸入することで予防は可能です。そのほかにロイコトリエン拮抗薬などの効果も期待できます。

16 マスクの着用で発作を予防できるのでしょうか？
「マスクは確かに有効な方法ですが…」

　マスクをすることにより呼吸による水分の消失を防ぎますし、加湿効果もありますので、有効な方法だと思います。ただ、運動中にマスクをすることに子どもは抵抗や違和感を感じることもあると思いますので、子どもの意見も尊重することも重要だと思います。

17 喘息があってもオリンピック選手になれますか？
「なれます」

　日本のスピードスケートの清水宏保選手が小児喘息であったことは有名です。そのほかにもロサンゼルスオリンピックのアメリカ陸上選手の30％は小児喘息の既往があったといわれています。このように、喘息があるからといって運動を制限する必要はないのです。但し、自己管理をしなければオリンピック選手は無理ですし、危険でもあります。その点からも一流のアスリートは自己管理ができなければいけません（タバコを吸うプロ選手は一流とはいえません）。

18 運動誘発性アナフィラキシーとはなんですか？

「運動することによりアナフィラキシー反応を起こすことをいいます」

　運動によりアナフィラキシー症状を呈する症例が1970年に報告されました。その後、同様な報告が相次ぎ、運動誘発性アナフィラキシーと呼ばれるようになりました。この運動誘発性アナフィラキシーの病態に関して、運動負荷により皮膚に存在している肥満細胞から化学伝達物質が放出され、アナフィラキシー反応を生じると考えられていますが具体的な機序に関しては不明です。

　この運動誘発性アナフィラキシーの亜型として食物依存性運動誘発性アナフィラキシーという疾患群が存在します。食物を摂取した後に運動するとアナフィラキシー反応を呈する疾患を総称していいます。その機序も不明ですが誘発しやすい食物としては小麦・米・そば・トウモロコシなどの穀物、カニ・エビ・イカ・タコなどの甲殻軟体類、大豆・ピーナッツなどの豆類、モモ・バナナなどの果物、セロリ・トマトなどの野菜などの頻度が高いといわれています。運動は運動誘発性喘息と同じようにマラソンなどの運動が起こしやすいとされています。

　アナフィラキシーを起こした場合は速やかな対処が必要です。すなわち、運動などは直ちに中止し、気道確保を行い、酸素吸入、エピネフリンの皮下注射、気管支拡張剤の吸入などを行います。ステロイドを投与することもよいでしょう。

　食物依存性運動誘発性アナフィラキシーの予後は時間の経過とともに軽快します。初発時に正しい診断を行い、教育・指導することが重要であると考えます。

ASTHMA MEMO　　アナフィラキシー　肥満細胞などにアレルゲンが結合し(IgE)ヒスタミンやロイコトルエンなどの化学物質が放出され炎症を引き起こすことをいいます。一般的に、皮膚紅潮・瘙痒・蕁麻疹・血管浮腫など皮膚症状が出現し、続いてくしゃみ・鼻汁・鼻づまりなどの鼻症状、胸部絞扼感・喘鳴・呼吸困難などの呼吸器症状、悪心・嘔吐・腹痛・下痢などの消化器症状、さらに血圧低下や意識障害などの症状をアナフィラキシー反応と呼びます。気管支喘息はアナフィラキシー様の反応が気管支に限局して起こったものと考えてもいいかも知れません。

[タバコ]

19 タバコ、嗜好品は大丈夫ですか？

「答えは"NO"です。タバコは厳禁です」

　喘息はアレルギー性疾患であり、どんなものでもその人にアレルギーがあれば喘息を引き起こす可能性はあります。

　タバコに関しては小児喘息の発症を約2倍に増加させ、小児喘息の発作を誘発さ

表 2. 環境タバコ煙曝露がもたらす健康影響（CAL—EPA, 1997）

	確実なもの	可能性のあるもの
発育障害	低出生体重児 未熟児 乳幼児突然死症候群	自然流産 認識・行動障害
呼吸器疾患	急性下気道感染（小児） 気管支喘息の発病と悪化（小児） 中耳炎（小児） 眼鼻の刺激（成人）	気管喘息の悪化（成人）
癌	肺癌・副鼻腔癌	
心臓病	心臓病死・冠動脈疾患罹患率	

せるという事実があります。おそらくは副流煙といわれるゆらゆら立ち昇る煙が引き起こしているのでしょう。嗜好品に関しては、嗜好品とは何を指すかによっても違うと思います。タバコも JT は嗜好品といっています（皆さんも間違えてはいけません。タバコは嗜好品ではなくニコチン中毒患者がニコチンを吸う道具です）。嗜好品だからといって安全かというと必ずしもそうではありません。喘息管理の基本は増悪因子には近づかない、手を出さないということです。

　タバコの喘息に与える影響に関しては公衆衛生学の立場からいろいろなデータが出ています。例えば非喫煙者の妊婦から生まれた子どもの小児喘息の発症率は2.3％であるのに対して10本以上の喫煙女性から生まれた子どもの小児喘息の発症率は4.8％であったと報告されています。また、小児喘息患者の家庭内に喫煙者がいる場合、救急受診の受診率は喫煙者がいない家庭と比較して63％増加するという報告もあります。これらのデータからアメリカの環境衛生局は1997年に環境タバコ煙がもたらす影響に関して小児喘息の発症と増悪を確実なものとして、また、可能性のあるものとして成人喘息の増悪を明言しています（表2）。われわれのデータでは家庭内に喫煙者がいない場合の成人喘息の発症率は1.2％であったのに対して喫煙者がいる場合は4.4％と高率でした。成人喘息の発症にも喫煙が関与していると考えています。

　タバコは厳禁。将来の社会を支えるのは子どもです。子どもを守るのは大人の使命です。子どもに罪はありません。

20 喫煙が原因で喘息になるなんてことはあるのでしょうか？

「本当です」

　10本以上喫煙している母親から産まれた子どもの小児喘息の発症率は4.8％、非

喫煙者の場合は2.3%という報告もあります。アメリカの環境衛生局は、喫煙は小児喘息の発症と悪化への関与は確実であると勧告しています。成人喘息に関してもわれわれの調査でも家庭内に喫煙者がいる場合4.4%の成人喘息患者がいましたが、家庭内に喫煙者がいない場合は1.2%と喫煙が成人喘息の発症にも関係があると考えています。

21 喫煙とアレルギーは関係があるのでしょうか？

「あります」

喫煙とアレルギーとの関連についてはいろいろな報告があります。喫煙者ではアレルギーに関連のあるIgEという免疫グロブリンが増加します。これは喫煙者の母親から産まれた胎児の臍帯血液中にもこのIgEは増加しています。そのほかにも直接気道粘膜に炎症を起こしたり、サイトカインを増加させたりすることが報告されています。

22 私は喘息です。タバコを吸うのが悪いとはわかっています。タバコを吸うと喘息の治療も進まないそうですが、具体的にはどんな影響があるのでしょうか？

「タバコを吸うと喘息が悪くなるだけでなく、COPDという病気も発症してしまいます。COPDは治すことができません」

喘息患者がタバコを吸うとCOPD（慢性閉塞性肺疾患）という病気も発症してしまうので基礎にある肺そのものが障害されてしまうのです。喘息は基本的には気道の病気なので肺胞はあまり障害されません。しかし、喫煙により肺胞も障害されてしまうと肺全体が障害されてしまうので重症になってしまうのです。タバコは喘息に関与しているのでCOPDと喘息が合併している患者は多いのです。われわれのデータではCOPDの約半数は喘息の合併があると考えています。

＊COPDについては「第6章 喘息によく似た症状の病気」の「COPD」（91頁）を参照して下さい。

23 どうしてもタバコが止められないのですが、禁煙を成功させるための教室や施設のようなものはありますか？

「最近、病院でも禁煙外来をやっているところは多いようです。インターネットや本にも禁煙支援の場所や方法が載っていますので参照して下さい」

喫煙者はニコチン中毒でなかなか止められません。喫煙者の約2/3は止めたいと思っていますが実際止められるのは10%ほどです。禁煙をするうえで一番大事なのは止めようとする意志でしょう。そのうえで今はニコチン中毒から離脱するためにニコチン置換療法という方法が有効です。薬局でもニコレット®というニコチンガ

ムが販売されています。医療機関ではニコチンパッチという貼り薬もあります。また、カウンセリングも有効で、インターネットなどでも行っています。現在では多くの医療機関で禁煙外来などの支援をしていますので近くの医療機関やインターネットで検索してはいかがでしょうか。

　一般的に、タバコは少しずつ減らす方法ではなく、スパッと一気に止める方がうまくいきます。周囲の人にタバコを止めたと宣言するのもよいと思います。ニコチンをほしがるのは起きたてや食後です。しかも、その時間はわずか30分ぐらいで欲求はなくなります。その30分を例えば散歩したり、食後に歯を磨いたりすれば健康にもよく、一石二鳥です。それでも喫煙したくなったら病気のことや家族のこと、禁煙したらお金が貯まって家族旅行に行けるなど想像して下さい。そうしたら、タバコも吸いたくなくなるはずです。

24 受動喫煙で発作が起こることはあるのでしょうか？
「あります。喫煙は吸っていない人・子どもにも喘息を起こします」

　受動喫煙の煙は主流炎よりも刺激物質が高濃度に含まれます。受動喫煙は喘息の発作の誘引物質です。先日も私の診ている患者さんが喘息発作で救急を受診しました。話を聞くとパチンコ屋に行ってから発作になったそうです。パチンコ屋はタバコの煙の中にいるようなものですから喘息患者にはきついでしょう。ちなみにその患者さんは非喫煙者です。

25 今は禁煙していますが、タバコを一生吸うことはできないのでしょうか？
「吸わない方がよいと思います」

　今、禁煙をしているのなら吸わないことです。障害された身体はもとには戻りません。症状が出たら止めても遅いのです。喫煙者は気がつかないかも知れませんがタバコはすごく臭います。診察室に入ればこの人は喫煙しているかどうかまずわかります。非喫煙者には耐えられません。

26 タバコの影響で吸入ステロイドや拡張剤の効果が落ちることはありますか？
「効果が落ちるのは事実です」

　喫煙者では吸入ステロイドの効果が落ちます。またCOPDを合併している場合には気管支拡張効果は落ちると思います。タバコにより、もとに戻る部分（可逆的な部分）が減っているためです。また、人工呼吸器を装着したことのある重症な喘息患者のその後を調べると、非喫煙者は9.1%死亡したのに対して、喫煙者では28%が死亡していました。喫煙している喘息患者の予後は不良であると考えます。

27 酒を飲むと時々喘息症状が出ることがありますが、これは体調によるのでしょうか？

「体調にもよりますが酒を飲むと喘息が悪くなる人がいるのは事実です。人によってはアレルゲンの1つでもあります。発作の出る人は抗原回避の目的のため控えましょう」

　喘息患者の中にはお酒を飲むと喘息発作を起こすという人がいます。これは人種による違いもあります。一般的には日本人喘息患者の約50％はお酒に敏感な人がいるといわれています。機序としてはアルコールのアセトアルデヒドを酢酸に分解する酵素の活性が低いためにアセトアルデヒドが溜まって上昇することによって、肥満細胞などからヒスタミンが遊離され、喘息発作を起こすといわれています。そのほかにも、お酒の中に含まれる防腐剤や酵母などによっても喘息発作が起こるかも知れません。これを予防する方法として、やはり、喘息の予防薬を定期的に服用することが基本です。また、疲れていると発作を起こしやすいので体調が悪いときは控えた方がいいでしょう。また、どうしてもお酒を飲まなければいけないときは飲む前に気管支拡張剤を吸入してからお酒を飲むという方法もありますが、そこまでして飲む必要はないように思います（現実の社会では飲まなければならないときもあるという人もいるかも知れませんが"NO"と言うことも大切だと思います）。

28 喘息の人が酒とタバコと上手につきあう方法はありますか？

「ありません。タバコとつきあう必要はありません。お酒については節度を守って楽しみましょう」

　タバコは喘息患者に限らず吸ってはいけないのです。

　お酒に関しては少量であれば健康にもよいという報告もあるので正しくつきあえればよいと思います。喘息患者の約30％に飲酒により喘息発作を起こす人がいます。注意すべきは体調の悪いときには無理に飲まないこと。また、飲み過ぎないことが大切です。飲酒の前にあらかじめ気管支拡張剤を吸入（服用）するのもよいでしょう。調子が悪くなったら断ることも大切です。

4 ストレスと喘息

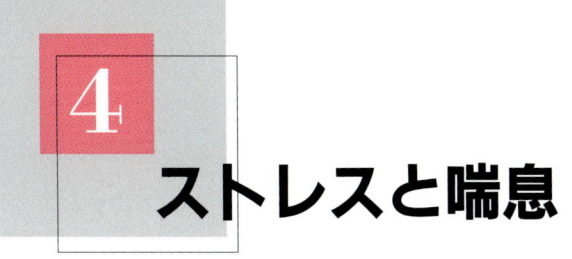

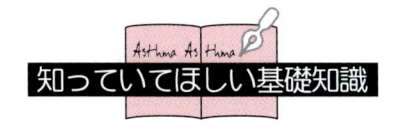

知っていてほしい基礎知識

● ストレスで起こる喘息

　ストレスそのものよりもストレスの結果の疲労や過労に加えて風邪をひく場合に発作が誘発されることが多いと考えられます。生きている限りストレスは付きものです。同じストレスに出会っても対処のうまい人と下手な人がいるようです。普段から自分の性格的な特徴をよく知ってストレスを溜めないように訓練しておきましょう。

● 喘息は気の病気か

　ストレスや気持ちの問題だけで発作を起こすことはありません。バラの花で発作を起こした人がバラの花の写真を見ただけで発作を起こすという話がありますが、それは喘息の誘因のごく一部です。しかし気持ちの問題のために自分のもともともっている喘息が思うように治らなかったり、より重症になったりする場合は案外多く、喘息の60〜80％にそのような現象がみられるといわれています。

● 喘息由来のうつ状態

　喘息がなかなか治らなかったり、日常生活が思ったようにできなくなると気分的に滅入ってくる場合があり、抗うつ薬が必要になる場合があります。また、もともとうつや神経症があると喘息の治療に前向きに取り組めなくなって病状を悪化させる場合があります。いずれの場合も、ひどくなる前に薬物治療やカウンセリングを受ける方が早く軽快する場合があります。早めに対処することが必要です。精神科や心療内科にかかることを躊躇される場合がありますが、なんでも早めの対処が有効ですから主治医の先生とも気持ちの問題を早めに相談して下さい。また主治医の先生にその点を指摘された場合はいやがらずに一度、自分でも熟慮してみて下さい。

● 生理との関係

　実際に生理中に発作が多い場合がありますが、あらかじめ、その予防に役立つといわれている抗アレルギー薬があるほか、生理中のむくみを取ることで、発作を予防できる場合があります。主治医の先生に相談して下さい。

Q&A

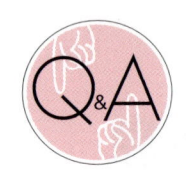

1　環境が変わり何かと気づまりなのですが、そのようなときは悪化しますか？

「環境が変わったことによる新たなアレルゲンが問題になる場合もありますが、気疲れによって風邪をひいたりすると喘息を誘発しやすいと考えられます」

適度な緊張感によって却って発作が出にくくなると考えられますので、新しい環境の中で上手に発作や症状をコントロールできるように、忙しいときほどピークフローをつけたり定期的な治療を受けたりする気分的な余裕をもつように心がけて下さい。発作を起こすと、それが一番のストレスになります。

2　喘息に縛られて生きていくのはいやです。

「短期間集中的に治療をするとその後、発作がほとんど出なくなります。発作がダラダラ続いてストレスになる場合は主治医の先生と相談して下さい」

思いきって入院し、集中的に治療して、徹底的に薬物療法の指導を受けた結果、その後、ほとんど発作が出なくなっている患者さんがたくさんいますので、そのような治療も考慮してもらって下さい。

3　自分の喘息を知られたくありません。

「喘息を敢えて宣伝する必要はありませんが、突然の発作で仕事に出られなくて他人に迷惑がかかることがあります」

突然の発作を起こした場合に迷惑をかけそうな立場にある方には、あらかじめ急な場合のお願いや対処の方法など正直に打ち合わせておいた方が、迷惑をかけないばかりか、そのようなあなた自身の人柄を高く評価して下さる場合があります。いたずらに隠そうとして後からいやな思いをすることになると却って困ることがあるので、あらかじめ対応しておきましょう。

4　喘息患者は甘ったれ？

「疲れたときに発作を起こしたりしやすいので、そのように誤解されることがあるようですが、そんなことはありません」

そうではないことは自分が一番よくわかっていると思いますので、そのように誤解されても毅然として、やることをやって自分の身をしっかり守っていきましょう。その一方で喘息について理解を深めて頂けるように努力していきましょう。そう思われたくなくて苦しいのを隠したり我慢したりすると却って危険な場合もあります。

5 人前で吸入器を使うのが恥ずかしいのですが…。

「救急の場合は躊躇せずに使いましょう。命の方が大切です」

　余裕のあるときはトイレなどでそっと使用しておくのも悪いことではありません。そのときの判断を間違えないように何が危険なのか常に主治医と打ち合わせておいて下さい。

6 家族に疎まれたら…。

「家族はそれなりに疲れてしまう場合があります。しかし、それで手遅れになる場合もあります」

　本当に悪いときは遠慮してはいけません。喘息は命にかかわる病気であることを理解してもらいましょう。時には一緒に受診して援助してもらう状況を主治医から伝えてもらいましょう。感謝の気持ちを忘れないで自分の調子がよいときは世話になった家族に恩返しを忘れないようにしましょう。

7 子どもの頃、親に「咳ばかりして悪い子だ。さっさと死んでしまえ」と言われました。

「家族は身内だからこそ他人には言えないような暴言を吐く人がいます。親も子どもも、その気楽さから、ひどいことを言いますが基本的な信頼関係があれば問題ないことばかりです」

　ひどいことを言いながらも真っ先に病院に連れて行ってくれたり、必要なことをやってくれているならば口が悪いこと自体は気にしないで、むしろやってくれたことに感謝しましょう。治療に対する理解や行動が伴わないときは一緒に主治医と会ってもらって救急のときの対応を、ここだけは最低限の援助が必要という点を一緒に話し合って考えてもらいましょう。

8 あまり激しく動けませんし、身体がだるくて休みがちなので人からは怠け者扱いされます。

「誤解されることで悔しい思いをすることは喘息の人ならば誰でもあると思います」

　患者さんの中には個性的に生きることで気楽に過ごし、却ってそのために周囲から愛されている人もたくさんいます。同じようなことができないからといって悔しいとかつらいとかマイナス感情をあらわにすることで周りの人も暗くしてしまうことがあります。自分の個性として自分の立場をどのように演出していくかはあなたの人柄が問われるところです。精一杯、よい生き方を工夫してみて下さい。

9 痰を切ると周りの人にいやな気持ちを与えるのではないかと心配です。
　「自分が痰を切らずにもっとひどい発作を起こすと、もっと大きな迷惑をかけることになります」
　そのことを考えて行動しましょう。

10 気管支の炎症で口臭が気になります。
　「虫歯や胃腸の病気など、ほかの病気でも口臭はあります」
　自分だけが特別だと思い込まない方がよいと思います。

11 病院が休みになると発作が出ます。
　「普段からピークフローをつけて、どのくらいまで下がったら、何を使って対処したらよいか、主治医の先生に教えてもらっておきましょう」
　通っている病院が遠方である場合は、普段から救急でかかれる病院を探しておきましょう。また喘息手帳をつくってもらって救急受診の際、望まれる点滴や吸入の指示、禁忌薬などを書いてもらっておきましょう。

5 薬物療法と生活

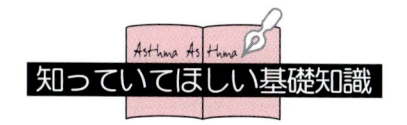

知っていてほしい基礎知識

● ステロイドホルモンの知識（作用と副作用、ステロイドとは何か、抗炎症、抗好酸球作用の必要性、ステロイドの副作用）

　ステロイドホルモンは、副腎皮質ホルモン、コルチコステロイド、グルココルチコイド、コーチゾールなどと昔からさまざまな呼び方がされており、時にはスポーツ選手が筋肉増強剤として使っていた蛋白同化ホルモンもステロイドと呼ばれて問題になったことがあります。

　ステロイドは一般的には副腎皮質から分泌されるホルモンで本来、人間の身体の中から分泌されているものです。これを治療薬として用いる場合には副腎皮質が機能低下を起こして副腎皮質ホルモンが足りなくなった場合にこれを補う意味で副腎皮質ホルモン、つまりステロイドが投与される場合があります。これは補充療法と呼ばれていますが、このような治療とは別にいろいろな病気に有効であることがわかり、気管支喘息、蕁麻疹、湿疹、蛇毒、昆虫毒、腎炎、リウマチなどの膠原病、薬剤性、感染性ショックなどに用いる場合がありますが、このような使用法は、その薬理効果を狙ったものだといえます。

　今まである抗炎症剤の中で最も強力な作用を有し、気管支喘息では重積発作、重症発作には静脈注射や内服で用い、中等症や軽症の場合には吸入の形で使用します。症例により持続性の筋肉注射などの形で用いる場合もあります。静脈注射は通常、医師が判断して用いますが、内服薬は重症や中等症の症状がなかなか収まらない患者さんに処方され、自分で内服して頂く場合があります。但し、強力な薬といっても、その効果発現には平均2〜3時間を要するという特徴があります。

　使用に際しては、短期間の集中的な治療の方が、たとえそれほど多い量でなくても、持続的に連用するよりも副作用が少ないといわれています。どうしても症状が不安定で長期連用しなくてはならない場合には必要最小量を用いたり、隔日投与にするなどの工夫が必要になります。また、重症でも諦めずにステロイドの吸入療法を併用していくと、内服量を減量して、徐々に吸入療法のみに移行できる場合があります。

　軽い副作用としては食欲増進、全身のむくみ、体重増加、満月様顔貌、気分の昂揚や低下などがあり、重い副作用としては、高血圧、骨密度の低下、白内障、筋力低下、成長の遅滞などが挙げられますが、何よりも一番に警戒しなければいけないのは、途中で勝手に中止することによる副腎不全です。それまで投与されていた副腎皮質ホルモンによって、

下垂体から分泌されるACTHというホルモンが抑制されるため、結果として自分自身の副腎皮質から本来分泌されるはずの副腎皮質ホルモンが出なくなっています。自分のホルモンが徐々に出てくるのを待つかのように、ゆっくり薬理量の副腎皮質ホルモンの投与量を減らしていけばよいのですが、ほかの副作用が出たからといって勝手に中断した場合は、副腎皮質ホルモンが体内に不足して離脱症候群を起こし身体がだるくなったり発熱がみられる場合があります。低血圧やショック状態になる場合もあるので警戒が必要なのですが、案外、患者さんは中断する怖さを知らないので、うっかり忘れたり、人から「ステロイドは怖い薬」といって脅かされたりした結果、自分で勝手に中断してしまう場合があるのです。本当は、これが一番怖いことなのです。

●同じ吸入でも意味が違う気管支拡張剤と吸入ステロイド

同じような吸入の形をしていても吸入器にはβ刺激薬という気管支拡張剤が入っている吸入器とステロイドが入っている吸入ステロイドがあります。

β刺激薬の吸入は平滑筋の収縮を緩めて気管支筋肉を拡張させます。これには速効性があり患者さんはありがたく思うのですが、炎症を抑える働きはなく、また、長く使用すると却って呼吸機能が低下するという報告があります。また、手軽なために手元において何回も使ってしまうと、血液中のカリウムが低下して心臓に負担がかかり、最悪の場合には不整脈を起こすこともあり、これが致命的になるといわれています。

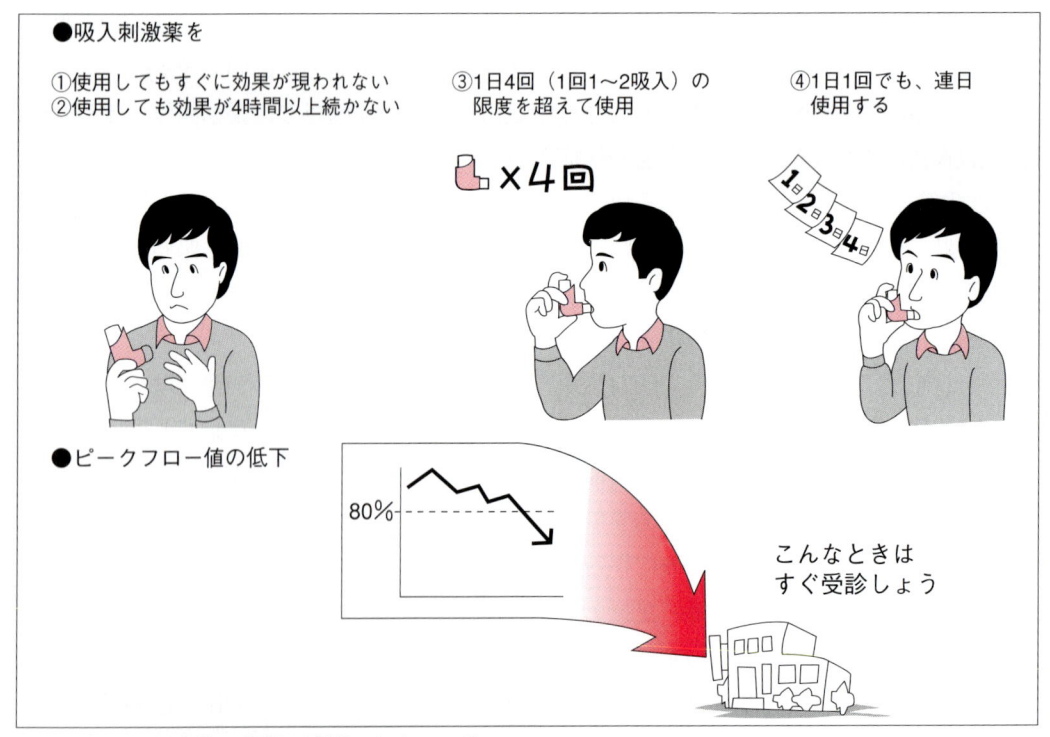

●吸入刺激薬を
① 使用してもすぐに効果が現われない
② 使用しても効果が4時間以上続かない
③ 1日4回（1回1〜2吸入）の限度を超えて使用
④ 1日1回でも、連日使用する

●ピークフロー値の低下
80%
こんなときはすぐ受診しょう

図1. 吸入β刺激薬の使用と受診のタイミング

これに対して吸入ステロイドは吸ってもすぐに効いたという感じはありませんが、例えば、2〜3週間に渡って使っていると少しずつ発作が起こりにくくなったり、痰が減ったりと、ゆっくりですが確実によくなってきます。これは吸入ステロイドには抗炎症効果がありますので、粘膜の浮腫や分泌物を減らす形で徐々に効いてくるのです。症状がないときでも使っていると予防になりますし、発作を起こしたときだけβ刺激薬を用いるようにすれば、心臓に負担のかかるβ刺激薬の使用量を減らすことも可能です(図1)。

● 吸入ステロイドは安全

　ステロイドは抗炎症作用が確実な薬ですから、どうしても使用せざるを得ない場合があります。しかし、内服薬が長期になると副作用が心配ということで吸入ステロイドが開発されました。吸入ステロイドは内服のステロイドの約1/10で同等の効果があるといわれており、また、もう1つのメリットとして、吸入して肺に入った後、ステロイド薬が血流に乗って肝臓に到達した途端、分解されてしまうのです。First pass phenomenon、初回通過現象とでもいうのでしょうか。これに対して、内服薬のステロイドは消化管から吸収されるとまっ先に肝臓に到達しますので、肝臓で分解するタイプの製剤を用いるわけにはいきません。そうすると肝臓で分解されないためにステロイドが全身に分布してしまいます。肺まで行ったものは肺の炎症を抑えますが、本来なら行かなくてもよい、目、筋肉、骨などにも到達してしまうため、副作用の要因になります(図2)。

● 吸入ステロイドの作用と副作用

　上述のとおり、吸入ステロイドは内服薬に比べて、かなり副作用が軽減された形になっていますが、それでも問題として残るのが、咽頭の異常感です。刺激を受けてイガイガしたり、カビが生えたりしますが、基本的にはよくうがいをすれば対応できます。どうしても刺激感の強い方は種類を変えたり、スペーサーを付けたり、さまざまな工夫をしながら、できるだけ副作用を回避しましょう。

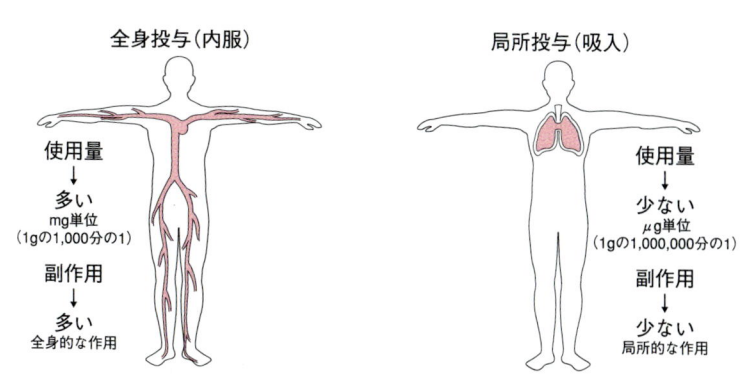

図 2. 全身投与(左)と局所投与(右)
全身投与(内服)では、薬剤は血液に乗り、全身を回る。
局所投与(吸入)では、標的臓器へ直接作用するため少ない量の薬剤で効果を得ることができ副作用も少ない。

ASTHMA MEMO　　**ステロイド薬とは**　副腎皮質ホルモンは、左右の腎臓の上にのっている副腎から微量に分泌されるホルモンの1つで糖質（グルコ）コルチコイド、鉱質（ミネラル）コルチコイド、男性ホルモンの3種類のタイプに分類されます。そしてこの作用を強めたいくつかの薬剤が科学的に合成されています。これらを構造式の特徴から慣習的にステロイド（ステロイド薬）と呼んでいます。

　生体内での作用は代謝系に関与したり、免疫を調節したり、炎症をとったり、アレルギーを予防するなど大事な役目を担っています。

　そこで、体内のバランスをとる作用をするホルモンですから、これが過剰に体内に入ると体中の作用する場所で反応を起こすことになります。例えば皆さんもミネラルウォーターという言葉をご存知のように、身体の70％は水分ですが、その中にはNaやK、Clといった水の電解質、CaやP、Mgなどの微量鉱物電解質が溶け込んでいます。これらの微量元素によって身体のバランスが保たれています。しかしステロイドホルモンが大量に入り込みますと体内分泌の調節を超えて、これらの調節過程が狂うことになり、副作用となります。

　副作用は1週間程度の短期間に少量（1日1～2錠）であればほとんどありません。長期服用でも少量ならそれほど心配いりません。長期大量になると副作用の出現率は大きくなります。

　名前の如く糖質に関係し、血糖上昇を起こし、糖尿病を惹起します。ほかにも、痤瘡、食欲亢進、体重増加、満月様顔貌、高血圧、肥満、不眠、消化管潰瘍、骨粗鬆症、白内障、皮膚真菌症、帯状および単純疱疹、精神症状などがみられます（**表1**）。

　本来、ステロイド薬は火事を消す強力な消火器のように赤みやジュクジュクした炎症をたちどころに抑えてくれる薬剤です。しかし、火事でいえば火は消えても火種はまだ残ったままのことがあります。そのようなときに消火活動を急に止めれば火はまた燃え盛ります。ステロイド薬も同じで、内服忘れや中断による症状増悪や離脱症候群がみられることがあります。十分に火種を消してからでないと危険なこともあります。この両方の副作用を知って先生とよく相談して使用して下さい。但し、これらの話は内服や注射によってみられるもので、吸入では全身に入りませんのでこれらの副作用を心配する必要はありません。このことを十分に理解して下さい。

表1. ステロイド薬による作用・副作用・生体内変化

作　用	生体内変化	副作用
塩類代謝作用	Ca・P、Na・Cl↑、K↓	骨粗鬆症・骨折 浮腫・高血圧・痙攣・筋力低下
糖質代謝作用	グリコーゲン蓄積・血糖維持	糖尿
蛋白代謝作用	異化亢進（蛋白分解亢進）	筋萎縮・脱力・体重減少・骨粗鬆症
脂質代謝作用	異常脂肪蓄積	満月様顔貌・バッファローネック・肥満
精神作用		多幸感・食欲亢進・精神病症状
発毛作用		多毛
抗肉芽作用	結合組織増殖抑制	皮膚萎縮・消化性潰瘍・創傷治癒抑制
外分泌作用	胃酸上昇	胃潰瘍
下垂体調整作用	分泌抑制	副腎皮質機能不全

● 効果的な長期管理には吸入ステロイドを

吸入ステロイドの最大の欠点は即効性がないことでしょう。その場ですぐに息苦しさを止める薬ではないということをはじめから納得していて頂かないとうまくいきません。でも根気よく用いていると、徐々に気管支内の炎症を鎮静化するため、発作回数は自然と減少します。発作で死亡する可能性があるわけですから、発作を減らすことは喘息死を減らすことにつながると考えて下さい。苦しいときに使うβ刺激薬は即効性の気管支拡張作用はありますが、気管支内の炎症を抑える効果はありません。これが一時的に売り上げが増えた時期に一致して喘息死が増えたといわれています。しかし、同じようにこの製品を使っても、もともと吸入ステロイドを使っている患者さんの場合は死亡例が少ないといわれています。

● 吸入ステロイドと同じ成分は鼻炎、皮膚炎にも有効

同じ製品で鼻用、皮膚用のものがありますが、鼻用のものは使い過ぎると乾燥するので鼻出血に気をつけて下さい。皮膚も弱いものと強いものを使い分けて、症状がよくなってきたら弱いものに切り替えて下さい。最終的には保湿剤のみにてスキン・ケアの形で経過をみるのが得策です。鼻炎の場合もよくなってきたらクロモグリク酸などの弱い製品に変えたり、自分にとって合わないアレルゲンなどを回避したり、環境をコントロールすることによって症状の軽減を図るとよいでしょう。

● 気管支拡張剤の知識

昔は喘息の治療というと気管支拡張剤が中心で今のように抗炎症治療のことはあまりいわれませんでした。その頃からの癖で、今でも気管支拡張剤だけで喘息をコントロールしてしまっている患者さんがいます。しかし現在では、気管支喘息が慢性アレルギー性の炎症性の疾患であることがわかっていますので、抗炎症治療としての吸入ステロイドも併用するように勧めて下さい。

通常、気管支拡張剤には2種類あります。

1つはβ刺激薬です。これは気管支平滑筋細胞のc-AMPの量を増やして気管支を速やかに拡張させます。しかし、抗炎症作用がないとわかってからは、なるべく普段は使わず、気管支が狭くなって苦しいときだけ使って頂いています。内服薬のβ刺激薬もありますが基本的に吸入と同様な働きがあります。しかし、副作用の点から考えると飲み薬よりは吸入薬の方が副作用が少ないといわれています。

もう1種類の気管支拡張剤はテオフィリンです。これは細胞のc-AMPが分解されるのを防ぐことによって気管支を拡張させます。わずかですが抗炎症効果もあるうえに少しずつ有効成分が血液に放出される徐放剤などもありますので、普段から発作予防に長期的に使う場合もあります。

● 貼付式気管支拡張剤

　β刺激薬なので抗炎症効果はないのですが、テープに薬が貼付してあり、そのテープを患者さんが貼ることによって効果が上がる仕組みになっています。アトピー性皮膚炎の方は痒くなる場合がありますから、その場合は使用を控えた方がよいでしょう。時にはドキドキしたりする患者さんもいますが、貼っていたテープをすぐに取ってしまえば治まりますので扱いは楽だと思います。2mgと1mg、0.5mgがありますが、さらに半分に切って使うことも可能です。36時間の効果といわれていますが、夕方から夜頃にかけて、入浴後に貼付しておけば、呼吸機能が最も低下する明け方4時頃の時間帯に有効性が期待できるのもメリットだと考えます。

● 抗アレルギー剤の知識（抗ヒスタミン、抗ロイコトリエン、抗トロンボキサン、作用と副作用）

　日本は抗アレルギー薬を多く使用する国であり1971年のクロモグリク酸（インタール®）をはじめ、1983年のトラニラストなど数多くの抗アレルギー薬を用いてきました。主に化学伝達物質の遊離抑制剤、ヒスタミンH_1受容体拮抗薬、トロンボキサン阻害薬（①TXA_2合成酵素阻害薬、②TXA_2拮抗薬）、Th_2サイトカイン拮抗薬などがあります。また、ロイコトリエン受容体拮抗薬（オノン®）も登場しましたが、特に新しいものにモンテルカスト（シングレア®、キプレス®）があります。

　これらの薬剤は効果が期待できる場合とそうでない場合があり、選択性がありますので効かないとわかれば漫然と使用しない方がよいと考えます。効果が出るまでに数週間かかる場合もあり、また効果の現れ方も微妙な場合がありますので、内服して効果をみる場合は、必ずピークフローを利用するべきだと考えます。効果をみるためにも、患者さん自ら呼吸機能検査を受けることを勧めたり、日頃から自分の呼吸能力を知るためにもピークフローを行うように勧めましょう。

　気道の炎症を抑制する効果などがあることから、気管支喘息の治療薬としては理にかなった薬剤ですが、吸入ステロイドを2倍にするよりも、吸入ステロイドをそのまま同じ量として、モンテルカストを併用する方が効果的であるなどの検討結果などもあります。おそらくモンテルカストを内服すると血液に入っていくので、吸入でも入らない奥の方のより細い気管支にも液が入っていくのだろうと考えられています。管理戦略の中に上手に取り入れるとよいと考えます。さまざまな化学伝達物質を抑えるものの、炎症全体を抑えるステロイドの効果をしのぐものはありませんが、将来的にはステロイドと同等の効果を有し、かつステロイドの副作用のないものの出現が望まれていると考えられます。

● 減感作療法

　耳鼻科領域、小児科で有効性が高く、成人喘息で肺気腫や気管支炎などの合併症などが

あればほとんど効かないと考えられます。自分が反応するアレルゲンを少しずつ体内に皮下注射していくのですが、3ヵ月くらいの経過をみて有効ならば継続します。はじめに原因と考えられるアレルゲンのうち、よく減感作が行われるのは室内塵、スギ花粉などです。動物の毛やカビなどは危険（ショック反応）を伴うのであまり行われていません。週1回ずつ皮下注射を行う必要があり、最近では煩雑なので、減感作自体を行う施設が限られています。

リリーバー（発作治療薬/対象薬）とコントローラー（長期管理薬/予防維持薬）

一般的に同じ種類の薬でも発作治療薬に使われたり予防薬に使われたりしますので、厳密に区別して覚えても却って混乱するかも知れません。長く毎日使うものを予防薬、発作でピークフローが下がったときや、息苦しさなどの症状が出たときだけ使用する薬剤を発作治療薬という位置づけで考えてよいかと思います。敢えて分類するならば下記のように分類できると考えます。

[長期管理薬]
　①抗炎症薬
　　ⅰ）ステロイド薬（吸入ステロイド薬、経口ステロイド薬）
　　ⅱ）抗アレルギー薬（メディエーター遊離抑制薬、ヒスタミンH_1受容体拮抗薬、Th_2サイトカイン拮抗薬、トロンボキサンA_2合成酵素阻害薬・拮抗薬、ロイコトリエン受容体拮抗薬）
　②気管支拡張剤
　　ⅰ）徐放性テオフィリン薬
　　ⅱ）長時間作用型β刺激薬（経口、吸入、貼付）

[発作治療薬]
　①抗炎症薬：ステロイド薬（静脈注射、経口、筋注）
　②気管支拡張剤：短時間作用型β刺激薬（吸入）、アミノフィリン、抗コリン薬（吸入）、エピネフィリン皮下注など

長期管理薬一覧(表2)

表2. 長期管理薬一覧

吸入ステロイド薬 (副腎皮質ステロイド薬)	抗アレルギー薬	徐放性テオフィリン薬 (徐放性キサンチン系薬)	長時間作用性β刺激薬 (長時間作用性交感神経刺激薬)
ベコタイド アルデシン フルタイドディスカス パルミコートタービュヘイラー キュバールエアゾール	肥満細胞からの化学伝達物質の放出を抑制する薬(吸入) インタールカプセル＋スピンヘラー インタールカプセル＋イーヘイラー インタールエアロゾルA インタール吸入液 肥満細胞からの化学伝達物質の放出を抑制する薬(経口) リザベンカプセル リザベンドライシロップ リザベン顆粒 ロメット小児用顆粒 ペミラストン ペミラストンドライシロップ アレギサール錠 アレギザールドライシロップ ソルファ タザノール タザレスト ケタス 抗ヒスタミン作用を併せ持つ薬 セルテクトドライシロップ ニポラジン錠 ニポラジンシロップ ゼスラン錠 ザジテンカプセル サジテンドライシロップ ザジテンシロップ アゼプチン錠 アレジオン 抗ロイコトリエン薬 オノンカプセル オノンドライシロップ シングレアチュアブル錠 キプレスチュアブル錠 アコレート錠 トロンボキサン合成阻害・拮抗薬 ドメナン ベガ ブロニカ Th₂サイトカイン阻害薬 アイピーディカプセル	テオドール錠 テオドールシロップ テオドールドライシロップ テオドールG顆粒 スロービッドカプセル テオロング錠 テオロング顆粒(50%) ユニフィル錠	セレベントロタディスク ホクナリンテープ

● 発作治療薬一覧(表3)

表 3. 発作治療薬一覧

注射用・経口ステロイド薬品 (副腎皮質ステロイド薬)	β刺激薬 (交感神経刺激薬)	テオフィリン薬 (キサンチン系薬)	抗コリン薬
プレドニゾロン錠 デカドロン錠 デカドロンエリキシル リンデロン錠 リンデロンシロップ コートン コートリル プレドニン メドロール セレスタミン パラメゾン	吸入 　ベネトリン吸入液 　サルタノールインヘラー 　アイロミール 　メプチンエアー 　メプチンキッドエアー 経口 　ベネトリン錠 　ブリニカール錠 　ブリニカールシロップ 　ベロテック錠 　ベロテックシロップ 　ホクナリン錠 　ホクナリンドライシロップ 　スピロペント錠 　スピロペント顆粒 　メプチン錠 　アトック錠 　アトックドライシロップ 　ベラチンドライシロップ	経口 　ネオフィリン 　モノフィリン 　テオコリン 　コルフィリン 　ネオフィリンM 坐薬 　アルビナ坐剤 　アストモリジン坐薬	アトロベント テルシガンエアロゾル フルブロン パルシガン

● 成人気管支喘息治療ガイドライン(表4、5)

表 4. 喘息予防・管理ガイドライン2003

喘息治療の目標	
1．健常人と変わらない日常生活をできること。正常な発育が保たれること 2．正常に近い肺機能を維持すること 　・ピークフローの変動が予測値の10%以内 　・ピークフローが予測値の80%以上 3．夜間や早朝の咳や呼吸困難がなく夜間睡眠が十分可能なこと 4．喘息発作が起こらないこと 5．喘息死の回避 6．治療薬による副作用がないこと	
喘息の重症度	
ステップ1：軽症間欠型	症状が週1回未満 症状は軽度で短い 夜間症状は月に1～2回 　・ピークフロー・予測値あるいは自己最良値の80%以上、変動20%未満
ステップ2：軽症持続型	症状は週1回以上、しかし毎日ではない 日常生活や睡眠が妨げられることがある 　月1回以上 夜間症状が月2回以上 　・ピークフロー・予測値あるいは自己最良値の80%以上、変動20～30%

表 4. 続き

ステップ 3：中等症持続型	症状が毎日ある 短時間作用性吸入β刺激薬頓用がほとんど毎日必要 　月1回以上 夜間症状が月2回以上 　・ピークフロー・予測値あるいは自己最良値の 60〜80%、変動 30%以上
ステップ 4：重症持続型	治療下でもしばしば増悪 症状が毎日 日常生活に制限 しばしば夜間症状 　・ピークフロー・予測値あるいは自己最良値の 60%未満、変動 30%以上

(厚生省免疫・アレルギー研究班, 1998, 改訂第 2 版)

表 5. 喘息の長期管理における重症度対応段階的薬物療法

症状の程度	治　療
ステップ 1：軽症間欠型	喘息症状がやや多い時(例えば1ヵ月に1〜2回)、血中・喀痰中に好酸球増加のあるときは、下記のいずれか1つの投与を考慮 　・吸入ステロイド薬（最低用量） 　・テオフィリン徐放製剤 　・ロイコトリエン拮抗薬 　・抗アレルギー薬
ステップ 2：軽症持続型	吸入ステロイド（低用量）連用 あるいは下記のいずれかの薬剤を連用もしくは併用する 　・テオフィリン徐放製剤 　・ロイコトリエン拮抗薬 　・DSCG 夜間症状、持続する気道閉塞に吸入ステロイド薬と併用して 　・長時間作用性β刺激薬（吸入・貼付・経口） アトピー型喘息を主な症状として上記いずれかと併用して 　・抗アレルギー薬
ステップ 3：中等症持続型	吸入ステロイド薬（中用量）連用 下記のいずれか、あるいは複数の薬剤を吸入ステロイド薬と併用する 　・テオフィリン徐放製剤 　・長時間作用性β刺激薬（吸入・貼付・経口） 　・ロイコトリエン拮抗薬 Th_2サイトカイン拮抗薬併用考慮
ステップ 4：重症持続型	吸入ステロイド薬（高用量）連用 下記の複数の薬剤を吸入ステロイド薬と併用する 　・テオフィリン徐放製剤 　・長時間作用性β刺激薬（吸入・貼付・経口） 　・ロイコトリエン拮抗薬 Th_2サイトカイン拮抗薬併用考慮 上記でコントロール不良の場合 　・経口ステロイド薬を追加

● 小児喘息治療ガイドライン(表 6)

表 6. 小児気管支喘息予防・管理ガイドライン 2002（日本アレルギー学会）
① 小児気管支喘息の長期管理に関する薬物療法プラン（幼児：2 歳未満）

症状の程度	治　療
ステップ 1：間欠型	発作に応じた薬物療法 抗アレルギー薬（考慮）

① 続き

症状の程度	治療
ステップ2：軽症持続型	経口抗アレルギー薬 下記の1つまたは複数の薬剤を併用（考慮） ・DSCG＋吸入β刺激薬（1日2回吸入） ・徐放性テオフィリン薬（血中濃度5〜10μg/ml） 吸入ステロイド薬（考慮）（BDP換算：〜100μg/日）
ステップ3：中等症持続型	吸入ステロイド薬（BDP換算：〜200μg/日） 下記の1つまたは複数の薬剤を併用（考慮） ・経口抗アレルギー薬 ・DSCG＋吸入β刺激薬（1日2回吸入） ・徐放性テオフィリン薬（血中濃度5〜10μg/ml） ・就寝前β刺激薬（貼付・経口）
ステップ4：重症持続型	吸入ステロイド薬（BDP換算：300〜600μg/日） 下記の1つまたは複数の薬剤を併用 ・ロイコトリエン拮抗薬 ・DSCG＋吸入β刺激薬（1日2回吸入） ・徐放性テオフィリン薬（血中濃度5〜10μg/ml） ・就寝前β刺激薬（貼付・経口）

② 小児気管支喘息の長期管理に関する薬物療法プラン（幼児：2歳〜5歳）

症状の程度	治療
ステップ1：間欠型	発作に応じた薬物療法 抗アレルギー薬（考慮）
ステップ2：軽症持続型	下記のいずれかの薬剤を使用、あるいは併用 ・経口抗アレルギー薬 ・DSCG＋吸入β刺激薬（1日2回吸入） ・徐放性テオフィリン薬 ・吸入ステロイド薬（考慮）（BDP換算：〜200μg/日）
ステップ3：中等症持続型	吸入ステロイド薬（BDP換算：200〜300μg/日） 下記のいずれかの薬剤の使用、あるいは併用（考慮） ・経口抗アレルギー薬 ・DSCG＋吸入β刺激薬（1日2回吸入） ・徐放性テオフィリン薬 就寝前β刺激薬（貼付・経口）※
ステップ4：重症持続型	吸入ステロイド薬（BDP換算：300〜600μg/日） 下記のいずれかの薬剤を併用 ・ロイコトリエン拮抗薬 ・DSCG＋吸入β刺激薬（1日2回吸入） ・徐放性テオフィリン薬 就寝前β刺激薬（貼付・経口）※

※ β刺激薬に関しては咳嗽、喘鳴などの症状が改善したら中止する

③ 小児気管支喘息の長期管理に関する薬物療法プラン（幼児：6歳〜15歳）

症状の程度	治療
ステップ1：間欠型	発作に応じた薬物療法 抗アレルギー薬（考慮）
ステップ2：軽症持続型	吸入ステロイド薬（BDP換算：〜200μg/日） または下記のいずれか、あるいは複数の薬剤の併用 ・経口抗アレルギー薬 ・DSCG ・徐放性テオフィリン薬
ステップ3：中等症持続型	吸入ステロイド薬（BDP換算：200〜400μg/日） 下記のいずれかの薬剤の併用を考慮する ・経口抗アレルギー薬 ・DSCG ・徐放性テオフィリン薬

③続き

ステップ 4（4-1）： 重症持続型	吸入ステロイド薬（BDP 換算：400～800 μg/日） 下記のいずれかの薬剤の併用 ・ロイコトリエン拮抗薬 ・DSCG ・徐放性テオフィリン薬 ・長時間作用型 β 刺激薬（吸入・貼付）
ステップ 4（4-2）： 重症持続型	吸入ステロイド薬（BDP 換算：400～800 μg/日） 下記のいずれかの薬剤の併用 ・ロイコトリエン拮抗薬 ・DSCG ・徐放性テオフィリン薬 ・長時間作用型 β 刺激薬（吸入・貼付） 専門医のもと長時間入院療法 ・経口ステロイド薬（隔日療法）

● 吸入の種類と吸入手技

現在、吸入薬剤として使用されるものは大きく分けて 5 種類あります。
①吸入ステロイド薬
②吸入 β 気管支拡張剤
③吸入抗フリン気管支拡張剤
　気管支拡張剤と表現される場合のほとんどは、β 刺激薬を指します。
④ DSCG：クロモグリケート（インタール®）
⑤去痰剤

　気管支喘息作用機序において十分に覚えておいて頂きたい薬剤は①の吸入ステロイド薬と②の吸入 $β_2$ 気管支拡張剤です。もちろん③、④、⑤ともに病状に応じて併用を行う薬剤です。

　吸入ステロイド薬は製剤方式により 2 通りに分けることができます。エアゾール方式（Metered-dose Inhaler；MDI）とドライパウダー方式です（表 7）。この方式により

表 7. 吸入ステロイド薬の製剤方式

製剤	エアゾール方式			ドライパウダー方式	
一般名	ベクロメタゾン		フルチカゾン	フルチカゾン	ブデソニド
商品名	ベコタイド® アルデシン® (50、100)	キュバール™ (50、100)	フルタイド® エアー (50)	フルタイド® (50、100、200)	パルミコート® (100、200)
吸入器具	スペーサー	使用せず	使用せず	専用吸入器 ロタディスク® ディスカス®	専用吸入器 タービュヘラー®
1日最大 投与量	800 μg	800 μg	800 μg	800 μg	1,600 μg
残量確認	× (50　100) 約110回 約60回	× (50　100)	× (50)	○	○
噴射剤	フロン (2005 年撤廃)	代替フロン (HFA-134 a)	代替フロン (HFA-134 a)	自力	自力

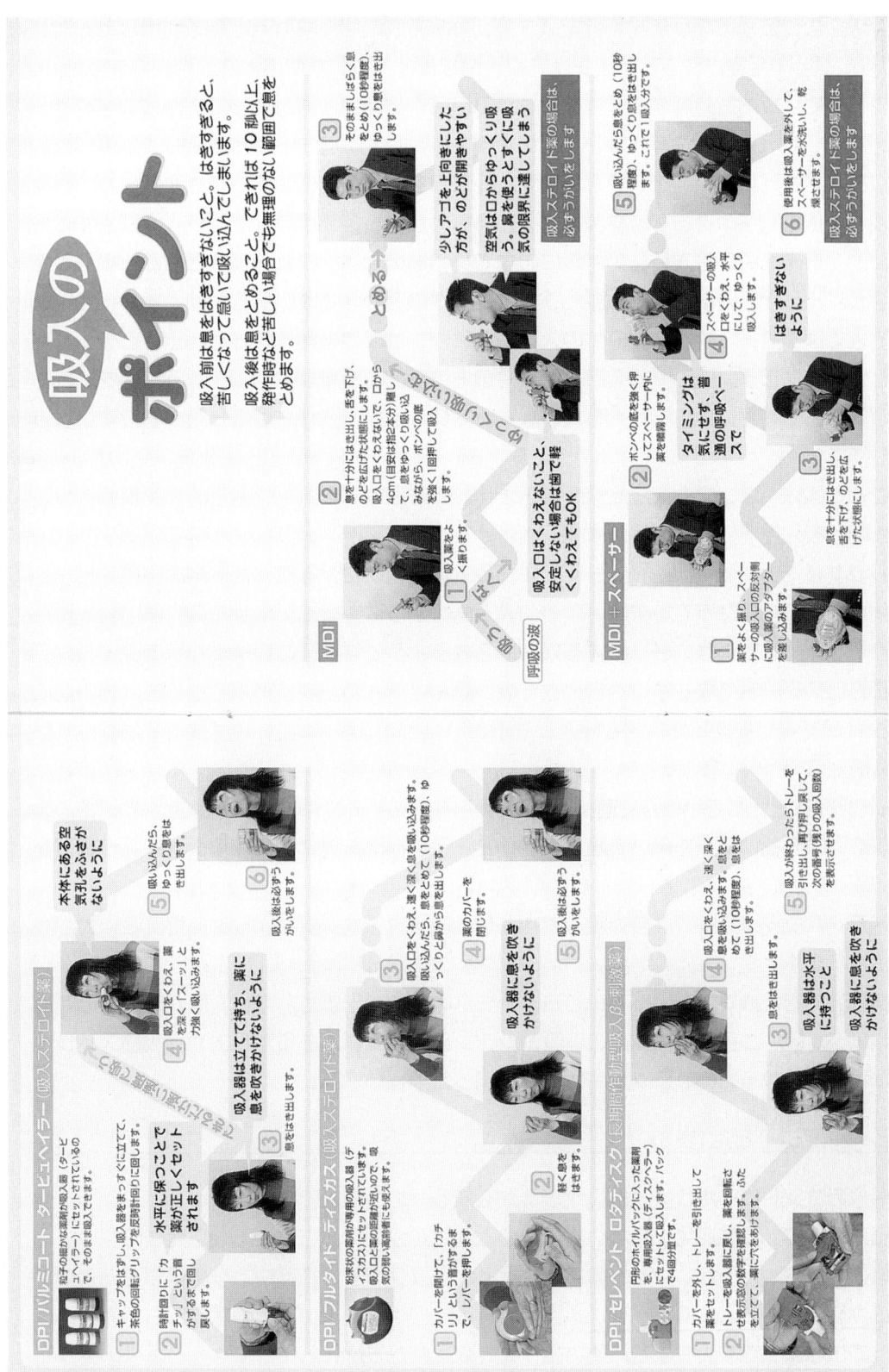

図 3. 吸入のポイント
(公害健康被害補償予防協会(公健協会):すこやかライフ, No. 21, 2003 より許可を得て転載)

各々吸入の仕方が異なります。近年はエアゾール方式の中に噴射剤として利用してきたフロンが 2005 年全廃されることを受けて吸入剤も代替フロンが使用されるに到りました。代替フロンにより噴射時間がゆっくりとなり高い肺内到達率が得られることからスペーサーの利用なしで吸入する指導が行われています。しかし、エアゾール方式の吸入で最も難しい点は噴霧と同じに吸入を行うことです。元来息を吸う気道に煙にしても冷気にしても空気より大きな粒子のあるものや温度差のあるものが入ってこようとすると人間は異物排除の目的で声帯を閉じ吸入しないようにできているものです。これを噴霧されたものを吸えるように、しかも噴霧して喉に当たるタイミングに合わせて吸い込むわけですから並大抵でできるはずはありません。多くの人は口に噴きつけ喉に当たる感じがあるから吸っていると思っています。口にくわえ口を閉じて息をこらえて噴霧して苦しくなって口を開けると噴霧の白い煙が口から出てくる人のなんと多いことか、皆さんは吸ったつもりでいる方たちです。

　ここではオープンマウス法を覚えましょう。口を開けば吸ったつもりの口腔噴霧を少しでも防げ吸入上達につながります（図3）。

　吸うタイミングはゆっくり大きくです。最近の代替フロンを使った製剤は噴霧スピード自体がゆっくりになっています。以前の吸入器のように素早く出ませんので喉に当たった気がしなく吸えていない感じのする方もおられるようですが、このゆっくりのタイミングが正しいスピードです。ゆっくり大きく吸い込んで下さい。直接吸入できる方は鏡の前に立ち、MDI を口を開いた状態で吸入して下さい。鏡の口の中に白い煙が残っていなければ吸入 OK です。

　MDI 吸入をされている方で直接吸入ではうまくタイミングのとれない方やお子さんの吸入には吸入補助器具を用いて吸います。これらの補助器具でゆっくり大きく吸う練習をして下さい。

　ドライパウダー方式では自力吸入ですから、吸うタイミングによりある程度吸入力が必要になります。

　緊張して肩だけで息を吸っている方は十分な吸気力が出ませんから、腹式呼吸を心がけましょう。吸いづらい方は後述の呼吸コンデンショニングにある呼吸法や呼吸筋ストレッチ体操をして吸う力のリラクゼーションを図って下さい。

● ピークフローとは（表8）

　喘息のコントロール状態がよいかどうかを知るための道具です。
　私が考えている喘息発作のないよい状態と皆さんが考えられている喘息発作のないよい状態は同じでしょうか。ゆとりのある生活という言葉に表されるゆとりの状態も一人ひとりの生活の違いにより異なっているように、喘息の状態のよい悪いの感じ方も患者さんによってまちまちです。今までに重い発作を経験された方はこれくらいならと多少の発作でも楽だと感じられているようです。人の感覚は表現が違いますから、それを同じ共通語と

表 8. ピークフローの主な種類

製品名	アステック	アズマチェック	アズマプランプラス (別名) バイタログラフ	
対象	小児〜成人用	小児〜成人用	成人用：スタンダード	小児, 重度気道障害のある成人用：ローレンジ
重量	98 g	56 g	74 g	74 g
測定範囲（L／分）	50〜880	60〜800	50〜800	25〜300
価格	3,800 円	1,900 円	2,300 円	
問い合わせ先	フジ・レスピロンクス(株)	チェスト(株) フジ・レスピロンクス(株)	宝通商(株)	

製品名	アセス		エアゾーン	ザ・ピーク
対象	小児用	成人用	小児〜成人用	小児〜成人用
重量	74 g	74 g	44 g	60 g
測定範囲（L／分）	30〜390	60〜880	100〜700	50〜750
価格	3,800 円	3,800 円	1,500 円	2500 円
問い合わせ先	チェスト(株) ポリテックス(株)		松吉医科器械(株)	(株)東京エム・アイ商会

製品名	パーソナルベスト		ミニライト		ポケットピーク
対象	小児用	成人用	小児用 *ライト目盛りとATS目盛りの2種類がある	成人用	小児〜成人用
重量	85 g	85 g	52 g	80 g	44 g
測定範囲（L／分）	50〜390	90〜810	30〜400	60〜800	50〜720
価格	3,800 円	3,800 円	3,800 円	3,800 円	3,800 円
問い合わせ先	チェスト(株) ポリテックス(株)		松吉医科器械(株)		(株)インターメドジャパン

フジ・レスピロンクス(株)………03-3818-3358
チェスト(株)………………03-3812-7251
宝通商(株)…………………0120-881-510
ポリテックス………………0120-700-144
松吉医科器械(株)……………03-3279-4724
(株)東北エム・アイ商会……03-3551-7873
インターメドジャパン………06-6262-2481

して共通理解できるようにする必要があります。このことは逆に発作で病院を受診する際にも、受診時に発作がなければ先生は大丈夫というかも知れませんが、ピークフロー値が低ければ、これは大変となるに違いありません。気管支喘息は気道が狭くなる病気ですから病院で行う肺機能検査では1秒量という値が低下します。この1秒量をよく反映しているのが気道の気流障害を知ることのできるピークフロー値で簡便な筒の中に思いっきり呼気を吐き出すことで知ることができます。肺機能は年齢、身長、性別を基準としてほぼ一定の値が知られていますのでこの基準に比べて値が大きいか小さいかで関連する肺の能力を知ることができます。

　基準がわかっている数値ですから現在の状態との違いを数値によってわかり合うことができるものです。

　一般にピークフロー値が標準値の80％以下の低い値ではなんらかの障害があるものと考えられます。また、長く喘息を患っている患者さんの場合には、いくら治療しても標準値の80％に満たない場合があります。こうした場合には自分の一番よい状態の値を最良値として、その80％以上を目指すようにします。

　この誰にでもできる（病院へ行かなくても）肺機能状態を数値で知ることのできるピークフロー値で喘息管理をすることが推奨されています。

表 9. ピークフローの計り方

1. マーカーを目盛りスケールの一番下に移動させます。
2. まっすぐに立つか、または座ります。
3. 1回深呼吸します。肺に十分空気を入れて下さい。
4. マウスピースを歯の間にくわえながら息を止めます。唇で周囲を覆って口を閉じます。決して穴の中に舌を入れてはいけません。
5. できる限り強く早く息を吐き出します。ピークフローはあなたが空気をどれだけ早く吐き出せることができるか測定します。
6. 出た数値を記録します。しかし咳が出たり間違えたりしたときは、数値を記録しないで下さい。もう1回やり直して下さい。
7. ステップ1から6までをあと2回繰り返します。3回の数値のうち最大値を記録して下さい。これがあなたのピークフロー値です。
8. あなたのピークフロー値がどのピークフローゾーンにあるかチェックします（下記参照）。主治医がそのゾーンであなたに指示したとおりに対処して下さい。

喘息をチェックする：いつピークフローを使用するか
・毎朝起床時、薬の使用前。夕方あるいは就寝前。
・喘息の症状または発作が出ているとき。そして発作薬の使用後。このことにより喘息発作の程度と薬の効き目がわかります。
・主治医が提案するすべての時間。

ピークフローによるゾーンモニター
ゾーンは交通信号の色と同じようにグリーンは安全、イエローは要注意、レッドは要警戒を示しています。

グリーンゾーン	標準値あるいは最良値の80〜100％範囲、この状態が3ヵ月以上続いていれば長期管理薬の減量検討。
イエローゾーン	標準値あるいは最良値の50〜80％範囲、症状の出る状態。発作時治療か長期管理治療の見直しを要する。
レッドゾーン	標準値あるいは最良値の50％未満、発作時治療を必要とし、経ロステロイドや救急受診を要すると判断できる状態。

実際のピークフロー測定（**表9**）は通常朝と晩に、それぞれ3回ずつ行い、できれば数週間ピークフロー値を記録して下さい。発作のない状態で一番よい数値（最良値）を最大ピークフロー値としてそれに対する％で評価します。

Q&A

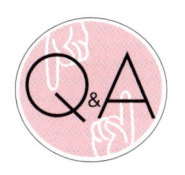

1　喘息の治療を毎日はしていません。薬も飲んでいません。咳が出たときと埃っぽいときだけ吸入しています。毎日した方がよいでしょうか？

「喘息の治療には発作に対して行う治療と発作を予防する治療があります」

毎日、治療していなくてもピークフローや肺機能が正常であれば特に治療は必要ありませんが、時々しか喘息発作を起こさない方の中に案外、ピークフローや肺機能が悪い方がおります。つまり普段の状態で肺機能に問題がなければ悪いときに臨時薬の使用のみでよいと思われがちですが、調子がよいと思っていても実際に測定して肺機能が悪い方は、まず肺機能が正常に戻るまでなんらかの治療が必要です。また肺機能が正常だとしても、たまに吸入する頻度が、どれくらいかということも問題になります。咳込みや苦しさが週3回程度までなら、そのときだけβ刺激薬の吸入を行うということでよいかと思いますが、それ以上の頻度になれば、やはり発作を予防するための吸入ステロイドやその他の予防的治療薬の使用を検討する必要があると思います。

2　同じ薬を毎日飲んでいますが大丈夫でしょうか？

「毎日どのような薬を使っているかにもよります」

もしも副腎皮質ホルモンのようなものでしたらできるだけ、もっと長期的に使っても安全なものに変えてもらう必要があります。そのほかの薬剤ならば、今まで用いていて問題なければ、通常は、長く使用しても問題ない場合が多いと考えます。但し、長い間に、一人ひとりの薬の必要量は変わってきますので、3ヵ月に1回は再評価をして、調子がよければステップダウン、つまり薬を減量し、調子が悪ければステップアップ、つまり増量するなど、見直してもらうのがよいと思います。また、どんな薬剤でもまったく副作用がないというものはありませんので定期的に診察を受けて血液検査をしたり、問題が起きていないか主治医に検討してもらいましょう。

3　発作が起きたとき、まずどんな薬を飲んだらよいのでしょうか？

「今、何を使っているかにもよりますが、通常、軽い発作ならばβ刺激薬の吸入で対処し、これの回数が増えてきてしまうのならばプレドニン® などステロイドホルモンの内服を用いることになるでしょう」

テオフィリン製剤やβ刺激薬の内服を安全な範囲、また本人にとって適切な量を追加して、発作を頓挫させる場合もあります。

4 喘息の薬を飲んだら少し手が震えるようなので、勝手に薬を止めていますが、今のところ発作は起こりません。このままでよいのでしょうか？

「手が震えるかどうかは、個人差もありますが、この場合は主治医に相談して量を少なめにしてもらったらどうでしょうか」

　喘息の薬の中でβ刺激薬やテオフィリン製剤は内服すると手が震える場合があります。個人差もあり、また薬剤にもよります。心臓がドキドキする副作用もあり、この副作用は本来の気管支拡張効果と分離することができるのですが、手の震えに関する副作用は、本来の気管支拡張作用と分離が困難とされています。1年間に度々発作を起こすような方の場合は、少し薬の量を減らしてでも予防をした方がよいと思います。また最近では予防にふさわしい薬剤として吸入ステロイドが普及していますので、この際、吸入ステロイドで予防することも主治医に検討して頂くのもよいのではないかと思います。そのほか、抗アレルギー薬の中でも予防効果のあるものがあります。手の震えの出ない程度までβ刺激薬やテオフィリン製剤を減らしたために発作が起こりやすくなるようならば、減量したこのような薬剤に吸入ステロイドや抗アレルギー薬を追加して内服するように処方を工夫してもらうとよいと思います。

5 吸入ステロイドと気管支拡張剤は併用してもよいのでしょうか？　例えば苦しいときにアルデシン®とメプチンエア®を同時に使ってもよいのでしょうか？

「吸入ステロイドはあくまでも予防薬で発作時の気管支筋の緊張による気道閉塞には効果がないと考えられます」

　アルデシン®は吸入ステロイドでメプチンエア®は気管支拡張剤の吸入用剤です。吸入ステロイドを使用していても発作で苦しくなる場合がありますが、その場合はむしろ気管支拡張剤を早めに使用するべきです。特に吸入によるβ刺激薬は、早めに用いないと効果的でなく、より重症化してから用いたのでは効くまで使おうと何回も使用してしまって、結局、常用量以上を使ってしまい危険になる場合もあります。また、このような薬剤を用いていても吸入ステロイドを中止する必要はなく、むしろ併用した方が効果的と考えられます。なお、気管支拡張剤で気道を開いてから吸入ステロイドを用いると吸入したステロイドが奥の方まで入るというメリットが考えられます。また、吸入ステロイドでむせる患者さんがしばしばいますが、このような方も気管支拡張剤で気道を開いてから使うとむせが少ないという場合もありますし、また、吸入ステロイドでむせがあったときに気管支拡張剤の吸入で抑えるという方もいます。両方の性質をよく使い分けて上手に併用するとよいと思います。

6 吸入ステロイド（プロピオン酸ベクロメゾン；BDP）を吸入した後必ず咳が出ます。どうしたらよいのでしょうか？

「噴霧型の吸入ステロイドでは薬剤をスプレーにして飛ばす役目にフロンガスを用いてきました。この作用や多少臭いもありますし、噴霧がなされての喉への刺激感もあり咳が出ていると思います」

最近では粉による吸入ステロイドや代替フロンによる吸入治療薬が出ています。また、吸入補助器具を用いて直接喉に当たらない工夫もできますので自分に合う方法と薬剤を相談のうえ選んで長期管理として使えるようにして下さい。咳が出るからいやだと吸入ステロイドの使用を止めてしまうことが気道のリモデリングを起こし喘息からの回復を妨げる結果になります。

7 気管支拡張剤の吸入と吸入ステロイドを使っています。毎日の定期吸入ではどちらを先に吸入した方がよいのでしょうか？

「一般には気管支拡張剤の吸入を先に行い、気管支が開いた状況で末梢の気管支にまで十分吸入ステロイドが行き渡るように吸入し、吸入ステロイドを吸った後にうがいを行い余分な薬剤を除去します」

最近では長期管理薬として長時間型β気管支拡張剤セレベント®が発売され吸入ステロイドとの併用で良好な結果が得られています。

8 吸入ステロイドは心臓に影響ないのでしょうか？

「気管支拡張剤と違って平滑筋に作用しないので、吸入ステロイドはほとんど心臓に作用しません」

しかも吸入ステロイドの性質として、一度、肝臓を通過すると分解してしまうので、薬剤が活性化された状態で心臓に到達しているとは考えられません。まず心配しないでよいと思います。しかし、似たような外観で速効性のあるβ刺激薬の吸入は心臓に影響しますので一定の注意が必要です。

9 吸入薬は心臓に悪いと書いてありますが、どれくらいならば使ってよいのでしょうか？

「吸入薬でも速効性のβ刺激薬の入っている製品は心臓毒性があります。あなたの使用する吸入薬がこの薬なのか、予防に用いる吸入ステロイドなのかよく確認して下さい」

以前はβ刺激薬が薬局で購入できた時期がありますが、その売り上げに並行して喘息死が増加していることがわかり、その後は薬局で買うことはできなくなり、必ず医師の指示のもとでしか入手できなくなりました。現在では、1回1吸入1日4回までとし、もしもこれ以上使用しないと発作がコントロールできないような場合は、

ほかの薬剤も用いなければいけないといわれています。特に発作の程度が強い場合は内服のステロイドも必要になりますし、また少しでも薬の効きが悪いと感じた場合は早めに病院へ向かった方がよいでしょう。但し、病院で救急発作で受診した場合には、病院の管理下でもっと頻回に用いる場合もあります。

10 吸入器を使うと死んでしまうと言われました。使わない方がよいのでしょうか？

「そんなことはありません」

β刺激薬の吸入器の使用に一致して死亡例が増えたという過去のデータがあります。でも今では吸入ステロイドや抗アレルギー薬を中心に用いているのでそれほどβ刺激薬を増量する必要がありません。また、増量が必要な場合はほかの薬剤も併用するように指導してもらいましょう。

11 気管支拡張剤を長年使用しています。新聞に気管支拡張剤の副作用で死亡事故があったと出ていました。このまま飲み続けても大丈夫でしょうか？

「上限の量を間違えなければ心配はないと考えます」

気管支拡張剤にはβ刺激薬とテオフィリン製剤があります。通常、テオフィリン製剤を用いて、効果が不十分なときにβ刺激薬を用います。

テオフィリンは今、血中濃度が調べられますので、上限を超えないように量を調節することができます。

また、β刺激薬には吸入薬と内服薬がありますが、いずれも発作が悪化したときのみ使用します。過量になると副作用が出たり、心臓が停止する場合がありますので、過量にならないように注意が必要です。そのためには、まず、使うときは発作があまりひどくならないうちに使うこと、そうすれば少量で発作は治まります。また使って効かないときに、効かないからといって何回も使用すると過量になって危険です。薬が効かないと感じたら、それ以上使わずに早めに病院を受診するか、プレドニン®などほかの薬を使用します。また安全に使っている場合でも脈拍が1分間に120を超えないかどうか調べてみましょう。

12 自分の使っている薬が気管支拡張剤かステロイドか、ほかの薬なのかわかりません。

「使っている薬の名前は必ず覚えて下さい」

自分の飲んでいる薬の名前がわからないということは自分の住所や名前を言えないのと同じくらい深刻なことです。

13 テオフィリン系の薬剤を飲まないと苦しくなりますが、ずっとこの薬を飲まないと気管支が狭くなってしまうのでしょうか？

　「テオフィリンを止めると、またすぐに苦しくなる場合はというのは、まだ気管支喘息が不安定なことを示しています」

　このような場合はテオフィリンを使いながら、さらに炎症を抑制する抗アレルギー薬、特に吸入ステロイドの使用量を増量したり、ほかの抗アレルギー薬を用いて、気管支の炎症が緩和してきたら、次第にテオフィリンを減らしたり、止めたりしても発作が出なくなる場合もあります。そのほかの自分にとって発作が誘発されるものがあればこれを回避する必要があります。但し、テオフィリンが止められるようになるまでにかなりの期間がかかる場合もあります。

　テオフィリンという薬剤は、本来、気管支拡張剤として使われてきました。気管支拡張剤は、気管が狭くなったときだけ使えばよいと考えがちですが、喘息発作は、突然に生じてくる場合があるので、予防的に用いる方が患者さんの日常生活が楽なので、患者さんによっては、かなり発作が出なくなっても、予防のために長く続けておきたいという方も多くおられます。

　最近ではテオフィリンには弱いながら炎症を抑える働きがあることがわかったので、そのような理由からも長く使用する場合があります。また、なるべく長く効いているように徐放製剤が出ており、長い製剤（ユニコン®、ユニフィル®）であれば12時間でピークの効果が得られ、24時間効果が持続するという製品もありますので、喘息の方にとって一番問題となる夜中の突然の発作を予防するのに最適です。

14 痰が切れにくくて困っています。痰を切る薬を教えて下さい。

　「気管支拡張剤を少量投与すると気管支が拡張して排痰が促進される場合があります」

　またステロイドも痰の分泌を抑える働きがあり、本当に必要なときは試みてよい方法と思われます。いわゆる去痰薬という薬もあります。肺のサーファクタント分泌を促進したり気道分泌液の分泌を促進したり、また気道粘液を溶解することで痰の粘稠度を低下させる働きがありますので状態によっては試みてみるとよいでしょう。

15 咳をすると痰が出ます。喘息の人は咳止めは飲まない方がよいのでしょうか？

　「諦めずにいろいろ試してみて下さい」

　気管支喘息に用いる薬剤は、個人差があるものが多く、吸入ステロイドなどの薬剤を用いて発作が出なくなったとしても、咳や痰がなかなか取れないということもあります。今、使っている薬があれば、それを見直してもらうのも1つの方法です。

特に吸入器しか使ってない場合は、薬が奥の方の細気管支の方に入っていかないために微妙な症状が残ってしまっている場合もあります。このような場合は、内服薬の方が血行性に細気管支に届くので効果的な場合もあります。思わぬものが有効な場合がありますので主治医に相談して、いろいろなものを試してみて下さい。
　また、咳止めについては、あまり強力な咳止めを使ってしまうと却って痰が出にくくなる場合があります。痰が出にくくなると苦しくなることがありますので、リン酸コデインなどといった強力な咳止めは、あまりお勧めできません。やむを得ずこのような薬を使う場合でも気管支拡張剤を併用して、痰の通り道を開くような治療を併せて行う方が無難です。

16 喘息、鼻炎、それぞれ吸入ステロイドを使っています。両方同時に使ってよいでしょうか？

　「それぞれ別々な臓器に用いていても、各臓器における常用量を維持していれば通常は問題ありません」
　気管支に吸入する場合は、その手前の喉に違和感が発生したり、声が擦れたりしますが、よくうがいをして対処して下さい。また、鼻腔に入れる場合は、鼻腔粘膜が乾燥して鼻出血の原因になる場合があります。このようなときは鼻の粘膜が乾燥しないようにマイティア® などの点眼薬を鼻粘膜に添加する場合もあります。それぞれの製品を合わせて常用量を超えて用いる場合は全体量が多くなる可能性はありますが、内服に比べたらはるかに影響は少ないと考えます。但し、常に状態を評価して、必ず必要最小限量を用いるように努力する必要があります。

17 吸入ステロイドをずっと続けています。悪いときはプレドニン® も使います。両方ともステロイドと聞きますが併用しても大丈夫なのでしょうか？

　「吸入ステロイドは基本的に予防薬なので決して強い発作止めとして効くことはありません」
　発作がひどいからといって吸入ステロイドを増量しても効果が出るまでに数週間かかる場合もあるので発作が出て急激に呼吸機能が悪くなった場合はもっと強力な薬が必要です。まだ服用していないようならば気管支拡張剤を用いますが、既に気管支拡張剤を十分に用いている場合は、それ以上用いると副作用が出る心配があります。そこで経口のステロイドや静脈注射や点滴でステロイドを用います。この場合は副作用が心配ですが、もしもこれらの薬を用いなければ、それはそれで喘息死の危険も出てくるので、そのような場合は速やかに使用した方が適切です。但し、症状が改善したらできるだけ速やかに減量して、可能ならば1週間以内、どうしてもという場合でも1ヵ月以内に中止すれば問題ないと考えます。

18 プレドニン®（経口ステロイド）は最初20〜30 mgくらいを内服して症状を抑えて、ゆっくり少なくしていかないと危険だと聞きました。状態がよくなったらどのくらいで止めてよいのでしょうか？

「現在の検討では30 mg程度服用しても5〜7日以内ならば漸減しなくても問題ないといわれています」

但し、一度、下垂体からのACTH（副腎皮質刺激ホルモン）が抑制され体内の副腎皮質ホルモンの分泌が低下してしまっている疑いがあるときは漸減した方がよいと考えます。ACTHを注射して副腎皮質ホルモンの分泌反応があるか、また24時間尿中の17-OHCS（17α-ヒドロキシコルチコステロイド）の量を測定して副腎から自分のホルモンが産生されているのを確認しながら漸減する場合もあります。

19 調子の悪いときにステロイドを内服するように言われていますが、ステロイドに頼るのも恐ろしい気がします。どの程度まで飲んでもよいのでしょうか？

「基本は発作は早いうちにしっかり抑えることです」

症状にもよりますが、小さい発作などでは1錠でも十分に効きますが、場合によっては2〜4錠ぐらい一緒に内服する場合はあります。救急のときには4〜6錠使用します。

20 状態のよくないときにはステロイド薬を続けて飲んでもよいのでしょうか？

「本当に発作がひどいときは、やむを得ないと思います」

ステロイドは怖いという方が多いのですが実際に副腎皮質ホルモンが1951年に入手可能になってから、日本の喘息死は10万人の人口に対して17人程度だったのがどんどん減少線を辿って今では10万人の人口に対して4人程度に減っています。ステロイドは長期に使うと副作用が多く出ますが、一度に大量に使っても自覚症状などが比較的ありませんので、そのような意味でも安全に使える薬剤といってよいでしょう。却って気管支拡張剤の方が、間違えて大量に服用してしまうと極めてつらい副作用が出る可能性があります。但し、ステロイドを続けて内服する場合は、感染症、特に結核の再然や真菌感染が問題となるほか、胃潰瘍、糖尿、高脂血症を助長しますので、主治医と相談しながら続けて下さい。

21 長期間薬を常用して大丈夫でしょうか？　副作用は心配ないでしょうか？

「ものによっては副作用が出る場合もありますので、必ず評価しながら継続して下さい」

喘息は慢性の気道炎症です。一時的な変化だけではありませんので、予防的治療を長く続ける必要があります。他の項を参考にしながら症状のない生活ができるよ

うに治療を続けて下さい。

22 高血圧と高脂血症の薬を飲んでいます。喘息の薬も飲んでいますが、長い間、一緒に飲んでもよいのでしょうか？

「一緒に治療薬を飲んでも大丈夫ですが、中にはだめな薬があります」

　喘息の人が服用してはいけない降圧剤はβ遮断薬です。特に昔の薬は内服したらすぐにでも調子が悪くなりますから注意が必要です。その後、新しい改良が加えられた$β_1$選択的遮断剤といった製品が出てきましたが、これは気管支の筋肉の受容体が$β_2$受容体をもっているため気管支筋肉ではない心臓の$β_1$受容体にだけ効くので喘息への影響がほとんどないとされて世に出てきたものです。しかし、実際の患者さんを観察していますと、内服してすぐに症状が出なくても風邪をひいたときに咳が長引いたり、発作がひどくなるまでの時間が短くなるなど、決して喘息の方によいとはいえないような、さまざまな現象がみられますので使わないに越したことはありません。また、気管支喘息の方に限らず、ACE受容体拮抗薬のレニベース®などは特に中年以降の女性で治療抵抗性の咳が出る場合がありますので注意が必要です。

23 吸入気管支拡張剤は、それぞれ強さが違うものなのでしょうか？

「昔は、諸外国でも強いものや弱いもの、合剤などがありました」

　強いものを使うと症状が完全に抑えられて、却って患者さんの重症度がわからなくなるので、最近は強い製品も1回に出てくる薬液量を減らして、強さを抑えています。また、同じ程度の量や質などの製品を比較しても個人差がありますので、それぞれの患者さんによって、どれが自分に一番合っているかを見極める必要があります。吸い方やスペーサーの付け具合なども影響するようです。

24 朝晩の内服薬をもらっています。吸入薬はもらっていません。苦しいときは1日に4回ぐらい薬を飲みます。これでよいのでしょうか？

「内服薬でも十分な効果が上がることもありますが、気管支喘息のように気管支が病気の場所である場合は、直接気管支に薬を吸い込んだ方が少ない量で、しかも速く効果が出ます」

　内服薬は一度、消化管から吸収されて、それが肝臓を通って肺や気管支に達するまでに時間がかかります。例えばサルブタモールの場合も吸入で用いれば10分以内に効いてきますが、同じ薬剤を内服すると効果のピークは3時間後ぐらいになります。しかし、吸入薬は効果が速いので、つい、これを頼るようになり、過剰に使用する場合があるので、よく効くからといって、これだけですべての発作を抑えることは避けなければいけません。患者さんとの相性をみながら副作用が重ならないよ

うに、組み合わせていくのが賢い使い方ではないかと思います。但し、苦しくなって1日4回まで薬を増やす場合は、是非、抗炎症作用の確実な吸入ステロイドを処方して頂くことをお勧めします。

25 昨年から1年間発作が起こりません。吸入ステロイドのフルタイド®、テオロング®、メプチン®、オノン®を使用しています。薬は止めたいのですが何を目安にしたらよいのでしょうか。あるいは飲み続けるべきなのでしょうか？

「呼吸機能検査を目安にしましょう」

　病院で行う呼吸機能検査が正常範囲にあり、心配ないと先生から判断を受けるか、ピークフロー値が80～100%を維持できていることを確認して減量を試みます。

　今飲んでおられる薬の中ではまずメプチン®を中止してみて、大丈夫であればテオロング® カオノン® を減らしてみることになるかと思います。発作がなければ発作好発時期の様子を確認しながら徐々に減量していきますが、2年くらいは引き続き予防的な治療をした方が将来的にも発作が起こりにくくなります。

26 ホクナリン®テープが大変痒いので困っています。早く治る方法はないのでしょうか？

「かぶれたところは、一般の軟膏やステロイドが入っている軟膏を用いると速く消失する場合があります」

　絆創膏でかぶれる方はホクナリン®テープでも、しばしば痒くなります。なるべく同じところに貼らないようにしましょう。また、慣れてくるとかぶれなくなる人もいますが、どうしてもかぶれるときには無理に使わなくてもよいでしょう。ほかにも徐放性のテオフィリンなど、代用できる製品もあります。痒くて掻き壊した場合は、抗生剤などの入っている軟膏などを併用する場合があります。

27 アルデシン®の吸入を1回2吸入で1日4回行うように言われていますが、それでもよくなりません。薬を増やすと副作用が心配です。

「吸入ステロイドは常用量内では副作用の心配はいりません」

　アルデシン®は吸入ステロイドですから、これ以外にも気管支拡張剤や抗アレルギー薬などを用いれば症状のコントロールは可能と考えられます。主治医の先生に相談してみて下さい。また、アルデシン®の場合は吸入の仕方が悪いと肺に入らないで口や胃の中に薬が入ってしまうことがあります。スペーサーという補助器具を使って吸入すると効果が上がる場合もあります。また、補助器具を使わなくても肺の中に入りやすいフルタイド®、パルミコート® などの製品も出ていますので、一度変更してもらうのも1つの方法だと思います。

28 吸入ステロイドと気管支拡張剤の内服と抗アレルギー薬を続けています。最近は発作が続き、少し動いても苦しい状態です。これから先、どんどん悪くなるのでしょうか？

「ステロイドの内服や点滴静注なども役に立ちます。あまり悪くならないうちに試してみて下さい」

そのほか1回の内服量を安全な範囲で増量してもらう方法もあります。また、短期間入院して安静にしながら集中的に点滴する方が確実によくなる場合があります。疲れ、風邪のほか埃やカビなどの誘発物質の有無もよく検討してみましょう。

29 炎症を抑え気道の過敏性を抑える普段から使う薬には、どんな種類があり、どんな方法があるのですか？

「吸入ステロイドやロイコトリエン受容体拮抗薬があります」

今、一般的に一番多く使われているものが吸入ステロイドです。経口や静脈注射用のステロイドに比べて長期間用いても副作用が出ないように工夫されています。その次に使われるものがロイコトリエン受容体拮抗薬と分類される抗アレルギー薬です。これにはステロイドとは異なった作用機序があり、吸入ステロイドでは届きにくい末梢気道にも血液を介して到達するという利点があります。例えば吸入ステロイドの効きが十分でない場合、吸入ステロイドを2倍用いるよりは従来の吸入ステロイドの量のままで、これらのロイコトリエン受容体拮抗薬を併用した方がよいといわれています。

30 減感作療法はよく効くといわれていますが、すぐにできますか？

「減感作療法は、耳鼻科のアレルギー性鼻炎やアレルゲンが明らかな若い喘息患者さんには効くといわれていますが、症状の誘因となるアレルゲンの関与がはっきりしない喘息、特に高齢者の喘息にはあまり効かないといわれています」

アレルゲンを少量ずつ体内に注射をして、アレルゲンに対する反応を起こしづらくする方法ですが、初めに安全な濃度を決めて、1週間に1回ずつ、1回の量や濃度を漸増しながら継続していきます。一定の維持量に達するまでにどうしても1ヵ月以上を要しますし、効果が出るとしても4〜5ヵ月以降と考えられますから、速効性があるとはいえません。急速減感作療法といって、アレルゲンの注射の間隔を短くすることで速く維持量にもっていく方法もありますが、危険を回避するためにはじめは入院管理下で行うため少し面倒かも知れません。最近では、これに代わる薬剤が多く出てきたのであまり使われなくなっています。

31 注射をしてもらうと発作が出なくなり、お医者さんに通わなくてもいいと聞きました。注射をして頂けますか？

「そのような薬はありません」

　昔はステロイド（ケナコルト-A®）の筋肉注射をして、1ヵ月程度発作を起こさせない治療を行う場合もありましたが、薬がいつ体内から消失したかわからないので、知らない間に切れてしまいひどい発作が出る場合があります。このようなときに、死亡する危険があることがわかってきたので、最近ではあまり行われていません。もしも、このような治療をやむを得ず選択する場合でも医者に行かなくてよいというのではなく、むしろ注射後の問題がないかや注射の効果が切れた後の発作の予防のために、必ず主治医による管理を受けなくてはいけません。

32 風邪のときは吸入ステロイドは休んだ方がよいのでしょうか？

「風邪のときほど発作を起こしやすいので、吸入ステロイドは継続したいと考えます」

　もしも喉が痛いとか、風邪のせいで、吸入ステロイドを使うと却ってむせてしまう場合などはお休みしてかまいません。しかし、ピークフローなどの呼吸機能が下がってきた場合などは、ほかの薬なども用いて、肺機能をもとに戻す治療は、すぐに行っておいて下さい。

33 副作用が心配で吸入ステロイドを止めました。大丈夫でしょうか？

「副作用よりも、本来の喘息が悪化することの方が怖い、という認識をもっている必要があります」

　喘息は悪化してから死亡するまでの時間が短い点で、ひどくなったときの対応が難しいことが多く、できるだけ、ひどくならないように予防的治療を中心に考える必要があります。副作用の方が怖いのか、現病が怖いのかは人によって異なりますので、担当の専門医の先生に正しく評価してもらいましょう。もしも吸入ステロイド治療も含めて定期的に長期間の治療が必要と言われた場合は、必ず検査などを受けて、効果が上がっているか、副作用が出ていないかを妥当な間隔で調べてもらって下さい。副作用の有無を調べるのでも医療機関の援助が必要ですから、自分の勝手な判断から薬を中止するのは決してよいことではありません。

34 主治医は吸入ステロイドを勧めますが、私の発作は軽いので必要ないと思います。

「発作が軽いかどうかは患者さん自身ではわかりにくいと思います」

　患者さんの中には、どうしても自分の発作を過少評価される方もいらっしゃいます。したがって主治医が喘息専門医であれば勧められたとおり吸入ステロイドを開

始した方がよいと考えます。もしも現在、専門医にかかっていらっしゃらないようでしたら、一度、現時点での必要性を専門医に再度評価してもらい、必要か否かの判断を受けて頂いた方がよいでしょう。週1回未満の咳や呼吸困難、月1～2回の夜間症状であっても、喀痰中血中に好酸球が多くて気道炎症が示唆される場合は吸入ステロイドを少量続けるように勧められる場合もあります。

35 発作止めを使ったのにすぐに苦しくなりました。続けて使ってもよいですか？

「発作止めとしてβ刺激薬の吸入を行う場合には、はじめの1時間は20分ごとに使用してよいのですが、その後は1時間ごとを目安に使用しましょう」

そのままよくなれば自宅で過ごしてよいのですが、症状が持続するようならばほかの薬剤も併用して十分な治療の指示を受ける必要があります。特に歩行、会話が困難なとき、ほかの気管支拡張剤を用いても3時間以内に軽快しないとき、以前大きな発作を起こしたことのある人は経口ステロイドを内服のうえ、直ちに救急外来に行った方が安全です。

36 早くよくなりたいので、ついつい吸入ステロイドを多めに用いてしまいます。適性回数以上に用いると何か副作用があるのでしょうか？

「吸入ステロイドは、かなり増量しても問題を起こすことは少ないのですが、かといって通常の指示を超えて大量に勝手に用いることは決して賢明なことではありません」

ピークフロー値や、日常生活での自分の行動に対する期待は患者さん一人ひとりで違うのも確かです。ですから自分がどの程度の活動をこなしたいのか、自分に合っている薬は何かなどを根気よく評価してもらったうえで、喘息専門医の先生に喘息管理計画書を書いてもらうとよいと思います。吸入ステロイドを2倍にして用いるよりも吸入ステロイドに抗アレルギー薬を併用した方が効果的な方もいます。また、吸入ステロイドについて増量した場合は、口腔内に真菌が増殖する場合もありますので、時々検査を受けたり、また普段からしっかりうがいをするなどの注意を怠らないようにしましょう。

37 体調のよい時期は薬を休んでいますが、ある時期になると、急に慌てて薬をもらって飲みます。薬を続けなければいけないときがあるのでしょうか？

「多くの喘息の方は長期間薬を続けます。1つは発作を予防し、発作を起こしにくい状態を維持するためです」

中には季節的に発作を起こしやすい方がいるので、その期間だけ薬を使って頂く場合もあります。いずれにしても発作が出ていない時期でも気道には慢性アレル

ギー性炎症があるからこそ、ある時期に発作を起こすのだと思いますので、このようなかたは、本来は症状がなくても長期的にこれらの炎症を抑える予防薬が必要と考えます。このような薬を2～3年用いてみて、自分が一番、苦手な季節について丸2年程度、まったく発作がなければ薬剤を減量、中止しますが、自分の経験から、発作時の治療薬などはいつでも使用できるように準備をしておいた方が安全だと考えます。

38 吸入直後は食事や飲み物を摂らない方がよいのでしょうか？

「直後はうがいが必要ですが、食事は敢えて摂っていけないということはありません」

お腹一杯になるまで食べると発作を起こしやすくなりますから、β刺激薬などは、むしろ食事の後で治療ができたらその方がよいと思います。しかし吸入ステロイドの場合は、吸入後のうがいが必要ですが、食事を摂ることでうがいと同じような効果が得られるのでむしろ食前に吸入してそのあと食事を摂った方がよいと考えられます。

39 食事中や飲酒時に発作が出たときには気管支拡張剤を飲んでもよいのでしょうか？

「治療薬を用いてでも結構ですから、できるだけ速く発作を抑えて下さい」

吸入器で済めばそれでもかまいません。一般的な発作時の管理計画書に従って頂ければよいのですが、このような計画書を書いてもらっていない患者さんの場合は主治医に改めて書いてもらって下さい。食事はお腹一杯食べると副交感神経が有意になりますので発作は出やすくなりますし、飲酒は通常、気道の浮腫を増強するので原則として禁止した方がよいと考えられます。どうしても飲酒をすることがわかっている場合は、その前に気管支拡張剤を用いて予防しておいた方が、発作が出てから慌てて使用するよりも効果的な場合があります。

40 漢方薬は気管支喘息に有効でしょうか？

「ほかに有効な手段がある現在では、必ずしも第一選択ではないと考えています」

根治できるわけではありまんせんが、麻黄(まおう)を含むものなど、はっきりと喘息に効く成分を含んでいるものもありますので、その時点で利用するかは主治医と相談して下さい。

41 毎日喘息発作が出ています。副作用の心配がないという漢方薬で治療を続けたいのですが、よい薬を教えて下さい。

「昔から漢方薬のアスゲン®や、小青竜湯、小柴胡湯などが使われてきていますが、毎日発作を起こしている場合や状態の悪いときは弱過ぎると考えられます」

毎日症状が出ている方は抗炎症効果がはっきりしている吸入ステロイドなどを徹底的に使用したうえで、なおかつ症状のコントロールが難しい場合は気管支拡張剤などをまず処方してもらって下さい。漢方薬は症状がとても軽い方に予防薬として用いて頂いたりします。漢方薬はその役割をよく検討したうえで、使用の位置づけを考えていく必要があります。

42 喘息薬で消化管出血のあることが新聞に載っていました。そのことを教えて下さい。

「救急使用するステロイド薬の副作用の1つに胃潰瘍があります」

救急のときに役立つステロイドの内服ですが1回4～6錠ぐらいまで飲んで頂く場合があります。発作がひどくなって救急車で病院へ来られる間に服用して頂くと、病院に到達してからの生存率がよいといわれているからです。つまり病院に来るまでの間を守ってくれるというメリットがあります。しかし、これだけ大量に飲む場合は必ず胃薬を併用しないと胃袋に穴が空くことがありますので合わせてしっかりと胃薬を使って頂きます。

43 私は吸入ステロイドを常用しています。苦しいときには経口ステロイドも使用しています。胃内視鏡で白帯がみられましたがどうしたらよいですか？

「吸入ステロイドを吸うときにはすべての薬剤が吸入できているわけではありません」

吸入できている量は10％強程度です。残りは十分なうがいがなされていないと、咽喉についたままになったり、飲み込まれていきます。このような場合に口腔内に常在するカンジダという真菌（カビ類）が繁殖し、口腔内や食道に白帯をつくります。治療は抗真菌剤によるうがいや服用を行います。一度薬による治療を行い、その後は、よくうがいをするようにしていけば治りますし、再発も少なくなります。

44 ステロイド吸入による声枯れや口内炎はなぜ起きるのですか？ 起こさない方法はありますか？

「ステロイド薬剤は本来の薬効として免疫抑制作用があります」

口腔内、咽頭に付着したままにしていますと、口腔内の細菌やカビ類に対する防御機構が弱くなり、繁殖することがあります。この結果声枯れや口内炎を引き起こすことがあります。起こさないためには口濯ぎやうがいを十分にして、薬を残さな

いようにする注意が必要です。

45 フルタイド® の吸入を始めてから体調はよいのですが声枯れがします。吸入は止めるべきでしょうか？　続ける方がよいのでしょうか？

「吸入ステロイドは気道の炎症を取り、次の喘息発作を起こさないように予防するためのお薬です。使い方とうがいの工夫によりぜひ使い続けられることをお勧めします」

吸入ステロイドによる副作用として咽喉についた吸入ステロイド剤により声枯れの出る方がおられます。十分なうがいをすることと、ゆっくりふんわりと吸入動作をしないように、力強く早く十分に吸入することで声枯れの程度は軽減できます。

46 ベコタイド® とフルタイド® の違いを教えて下さい。

「同じ吸入ステロイド製剤です」

ベコタイド® はベクロメタゾンというステロイド薬をフロンガスに溶け込ませて噴霧する吸入剤です。フルタイド® はフルチカゾンというステロイド薬を粉末として吸入する吸入剤です。ともに気道炎症改善のための抗炎症薬です。

47 吸入ステロイドを吸った後は楽に空気が吸える気がします。息苦しいときにも吸入しています。先生は1日に4回だけ定期的にしなさいと言いますが、苦しいときに使ってはだめでしょうか？

「吸入ステロイド剤の種類、剤形にもよりますが、フロンガスを使用した吸入ステロイド剤を吸われたときに気管が開いた気がすると言う患者さんがおられますが、基本的にはこの薬剤は気管支拡張剤ではありませんので気管支が開くことを期待しての使用は止めましょう」

この薬は定期的に長期間にわたり使用を続けることで気管支の炎症を改善し、次の喘息発作を起こりにくくする薬剤であることを覚えて下さい。

吸入ステロイドをやみくもに多く吸っても、吸入用量に見合うだけの劇的な即効性はありません。吸えば吸った分だけよくなるということはみられていません。フルチカゾンで 1,000μ/日以上まで増量しても多くの患者さんの場合、有意な利益が加わることは少ない（あるいはこれに相当する薬剤量）と考えられています。

48 吸入ステロイドの吸入を1日4回するように言われていますが、昼は仕事で出先が多く決まった時間にできません。それで発作が落ち着かないのでしょうか？

「吸入ステロイド剤によっては気管支での反応時間が短く1日に4回の吸入回数を守った方が効果のよいものがあります。ご質問のようにお仕事やお出かけで吸入

5・薬物療法と生活

ができない方もおられますので、最近では1日2回で済む吸入ステロイド剤も出てきています」

　さらには1日1回で済む薬も開発されています。指示された吸入回数は薬の効きを最適化するに必要なものです。十分に守られていても安定しないようでしたら薬の量を調節する必要があります。薬は皆さんの使いやすいようにさらなる開発がされていますので自分に合った薬剤をみつけるように先生と相談して下さい。

49　吸入ステロイドは1日何回まで吸ってもよいのでしょうか？

　「指示された吸入回数は薬の効きを最適化するのに必要なものです。早く効かせたいからと多く使い過ぎることは、副作用の問題もありますので注意が必要です」

　同じ吸入ステロイドという分類でも薬剤によって使用量は異なります。別表（60頁、表7）に一般的な使用量が表記してありますので参考にして下さい。しかし、副作用を心配するあまり、先生から指示された必要量を守らなかったり、よくなったからと適当に少なくしたり、止めたりしていませんか？

50　吸入ステロイドを使っているのに息苦しさが治りません。却って苦しい気がします。

　「患者さんの多くは、喘息発作という状況での苦しさを経験されているかと思います。気管が詰まって息が吐けない、吸えない、新しい空気が吸いたいなどと表現されます。吸入ステロイド剤は気道の炎症を改善し、次の発作を出しにくくするための長期管理薬です」

　発作の程度が治まっていないようでしたら、治療薬の用量が適切であるかの再検討が必要です。発作は治まっているが息苦しさがとれない、あるいはピークフロー値を測定するといつも低い、呼吸機能検査で低値であるなど呼吸換気能力が低下している状況にあるようでしたら気管拡張効果のある長期管理薬の併用や、後に示す呼吸コンディショニング法を検討してみて下さい。吸入ステロイド剤を吸うことで起こる苦しさでしたら吸入ステロイド剤の種類や剤形を変更してみて下さい。

51　吸入ステロイドを健康な人が誤って吸ったらどうなりますか？

　「吸入ステロイドは体内動態に影響しない薬剤として安全性が高い薬剤です。一時的に吸われたことに対してはなんの問題もないと考えます」

　長期にわたる場合は喘息の患者さんと同様に咽頭カンジダ症などの副作用を考える必要は同じです。

52 吸入器の中の残量がわかりません。どのようにすれば確認できますか？

「基本的には使用具により吸入できる回数は決まっていますので、定期的に使用されている方は取り扱える交換日付を決めて、自分で缶に記入して下さることをお勧めします」

噴霧式吸入剤では振って音がするかを試しておられる方をよくみかけますが、薬剤が少なくなってからもフロン噴霧だけがなされている場合もあります。

臨時吸入薬として使用されているβ刺激薬吸入などで吸入回数が不明となった場合の方法として、1つには必ず有効期限が吸入器本体に明記されていますのでこれ以内のものを使用することです。残量については、会社によっては計量計を配っているところもあります。もし計量計がなく、軽いと感じられるようでしたら、こうしたことは本来ならすべきことではなくあまりお勧めできないのですが、洗面器に水を張り中に呼吸器を落としてみて下さい。横斜めに寝てくるようなら必ず取り換えて下さい。

もう少しと思う心が準備不足となります。

53 吸入薬を朝晩使っていますが、朝忘れて外出したとき、晩に朝の分とまとめて吸入してもいいですか？

「吸入ステロイド剤の使用を安定して続けられている方で、発作回数がほとんどなくなってきている状態でしたら、忘れた吸入を追加する必要はありません」

たまに忘れただけなら不安定にはなりませんが、2週間も使わないでいると不安定になることがみられますので注意して下さい。まだ症状の安定されていない使い始めの方は追加して下さい。但し薬は気管支の上にとどまって作用をする作用時間によって効果を発揮していますので、あまり間を空けるとこの作用時間がずれてしまい十分な効果になりません。よって1日の吸入回数はなるべく守るように努力して下さい。時間を決めて行う必要はありません。自分の生活ペースに合わせて下さい。

54 携帯式の定量噴霧式吸入器と電気で噴霧を行う吸入器（ネブライザー）、どちらが効果があるのでしょうか？

「いずれも劣らず有効な治療器ですが、使用状況により使い勝手が違います」

ネブライザーにはコンプレッサーや加圧した酸素や空気などの気体で駆動されるジェットネブライザーと高周波による超音波ネブライザー、さらに超音波の新しい形式としてメッシュ式ネブライザーがあります。ネブライザーによる吸入は患者さんの特別な吸気手技は必要とせず、安静呼吸をしているだけでよいので乳幼児でも吸入できる点が大きな利点です。しかし、一般には吸入装置が大きく、携帯に不向きで吸入に時間がかかるものも欠点で、本邦ではこの吸入法（ネブライザー）で吸

ASTHMA MEMO

オムロンメッシュ式ネブライザー NE-U 22

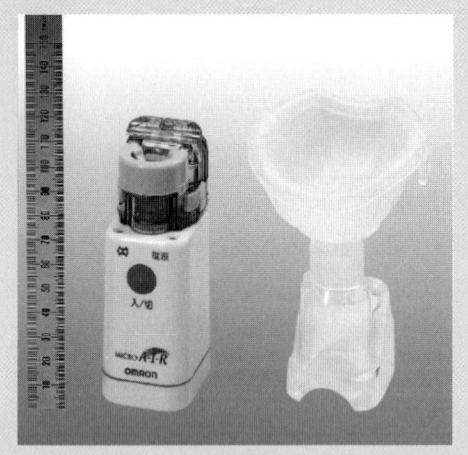

幅 38 × 高さ 104 × 奥行 51 mm
重さ約 97 g（乾電池含まず）

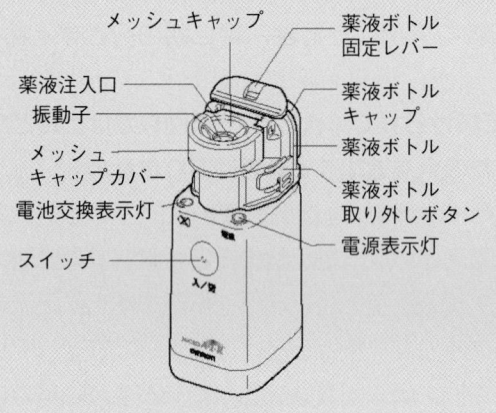

メッシュキャップ
薬液ボトル固定レバー
薬液注入口
振動子
薬液ボトルキャップ
メッシュキャップカバー
薬液ボトル
電池交換表示灯
薬液ボトル取り外しボタン
スイッチ
電源表示灯

●製品の特長

　従来のネブライザーは、超音波振動のエネルギーを利用して噴霧する超音波式ネブライザーやコンプレッサーポンプにより発生した圧縮空気で薬液を噴霧するコンプレッサー式ネブライザーがあります。
　これらのネブライザーは、消費電力が大きく、また、AC 電源駆動であるため、持ち運びが不便であるといった課題がありました。さらには、これらのネブライザーは、噴霧されないで残る薬液量（残液量）などが多く、薬液を無駄にすることがありました。
　これに対し、オムロンの NE-U 22 は、メッシュ方式を採用することで、従来のネブライザーにない特長をもっています。
　メッシュ方式の噴霧部は、ホーン振動子と呼ばれる振動を発生する部分と微細孔が多数空いたメッシュから構成されます。ホーン振動子の振動する部分とメッシュの間隙にある薬液が、メッシュから押し出され霧が発生します。この方式は、オムロン独自の方式です。この噴霧原理を採用することで、従来にない低消費電力で薬液を無駄にしない画期的なネブライザーが開発されました。以下、その特長をまとめますと、

1．世界最小・最軽量
　　単 3 型アルカリ乾電池 2 本で使用が可能なため、他方式に比べ携帯性が飛躍的に向上したため、ポケットサイズで手軽に持ち運べ、いつでもどこでも吸入が可能となりました。一般的なコンプレッサー式ネブライザーと比較して、電力消費量で約 1/35、大きさで約 1/25、重さで約 1/6 と圧倒的な差異があります（オムロン NE-C 16 比較）。
2．残液量が少ない
　　薬液ボトルに残存する薬液が少なく、薬液を無駄なく噴霧できます（残液量は 0.1 ml 以下、生理食塩水使用時、オムロン調べ）。
3．簡単操作
　　誰でも安心して簡単に操作できます。また動作音がしないため、夜間でも周りを気にせず吸入できます。

4. さまざまな角度で吸入が可能
　　お母さんが小さなお子さんを抱きながら吸入させることができたり、寝たままの状態での吸入が可能です。

修理・製品に関するお問い合わせ先
オムロンお客様サービスセンター
＜通話料無料＞フリーダイヤル　0120-30-6606　　　フリーFAX 0120-10-1625
　受付時間9：00～19：00　（祝日を除く月～金）　24時間毎日受付しています

＊オムロンでは医療機関のご要望にお応えするため、ネブライザーのレンタル制度をご用意いたしております。患者様に一定期間試用頂いたうえで、ご購入頂ける制度です。お問い合わせ、お申し込み用紙のご請求先は
　＜通話料無料＞フリーダイヤル　0120-577-066　　　FAX 03-5689-5374
　　受付時間9：00～17：00　（祝日を除く月～金）

入できるのはβ刺激薬とDSCG（インタール®）のみです。最近携帯可能なメッシュ式ネブライザーが発売され使いやすさが増しています（メモ「オムロンメッシュ式ネブライザー NE-U 22」参照）。

　これに対し、定量噴霧式吸入器では携帯性には優れていますが、吸入手技の習熟が薬効に影響を与えるため、十分な練習と正しい吸入知識が必要です。

55 発作止めの吸入はいつどのようなタイミングで使うとよいのでしょうか？

　「図4をみて下さい」
　日常生活のどのようなことでも同じかと思いますが、物事が悪くなってしまってから使用しても回復させるにはなかなかの労力を要するわけで、こうしたことはよく経験することであり、また失敗してしまったと後悔するものです。喘息発作の治療も同じで早いうちに手を打っておきましょう。発作は季節や身体の状態、環境因子によって誘発され起こることが多いので発作の起こりやすい自分の条件をよく知っておくことも大事です。これくらいなら大丈夫、そのうち治るだろうが危険信号です。

　自分の発作感覚がわからない方にはピークフローの使用をお勧めします。おかしいかな、大丈夫かなの感覚を数値に置き換えて観察できる呼吸機能を知る道具です。ぜひ使用してみて下さい。

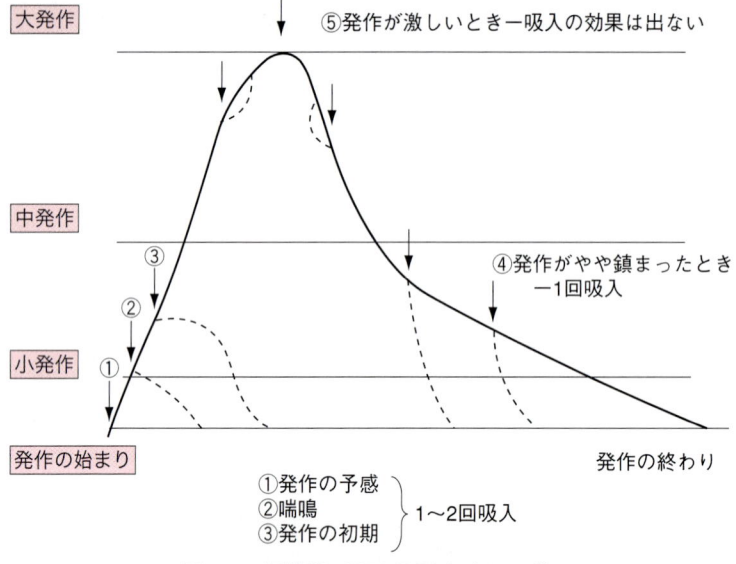

図 4. β刺激薬 pMDI 使用タイミング

大発作　⑤発作が激しいとき―吸入の効果は出ない
中発作
　③
　②　　④発作がやや鎮まったとき
　　　　　―1回吸入
小発作
　①

発作の始まり　　　　　　　　　　　　　　発作の終わり

①発作の予感
②喘鳴　　　　　1～2回吸入
③発作の初期

喘息発作の初期症状時（胸の詰まった感じ、喉に何かがひっかかっている感じ、空咳が出る）、ピークフロー（PEF）がイエローゾーン内（PEF 値が予測値または個人の最良値の 80～50％の域内、交通信号の注意信号である）に低下したとき、呼吸困難感の出現時、発作が鎮まりかけてきたときに使用するよう指導し、吸入効果の向上を図る。

56 私は 81 歳です。吸入薬の使い方が下手だと言われました。どのような点に気をつければよいのでしょうか？

「ご高齢の方や小さいお子さんでは息をするための呼吸筋動作が弱く、吸入をするタイミングと吸気力に問題のある方が多いようです」

噴霧式の吸入器ですと補助器具をつけてゆっくり大きく吸うタイミングを見計らいます。粉用剤であれば呼吸筋のリラクゼーションと吸気力アップのトレーニングを行います（第 8 章「身体のコンディショニングづくり」、117 頁参照）。

57 私の通っている先生のところでは、飲み薬と吸入薬をくれますが、吸入の仕方を教えてくれません。行くたびに処方されて使わない吸入薬が 10 本も余っています。どうしたらよいでしょうか？

「薬は飲み忘れたり、正しく使っていても早めに受診したり、月の日にちが 14 日サイクルではありませんのでずれて余ることがあるのがあたりまえです。薬が余ってきたら何日分の余りになっているか数えて下さい」

最近では阪神大震災のときにライフラインが断たれたために数日間薬や医療の供給ができませんでした。このことからも常用薬に関しては一週間程度の手持ち薬があった方がよいと思います。この分を超えた薬については先生と相談して残薬調整をしてもらいましょう。吸入の方法については本書やほかの指導書などを参考にし

て頂いたり講習会などに積極的に参加し、地域の保健師さんや薬剤師さんなどへの相談、地域の専門の先生にセカンドオピニオンとして相談に乗って頂くなどの方法もよいかと思います。主治医の先生が気心知れた先生であるなら吸入器を持って受診され、先生の前で吸ってみせてはいかがでしょうか。

58 正しく吸入ができているか自信がありません。簡単にチェックできる方法はありますか？

「噴霧式の吸入器では鏡の前に立ち目を開いてよく鏡の中の自分の口元を見て下さい」

その状態でいつもどおり吸入をして下さい。口を閉じて吸っている方は、口を開けてみて下さい。噴霧された霧が跳ね返って漏れていませんか。口の中に残っていませんか。吸入をするわけですから、外に漏れたり残ったりはしていないはずです。もし、噴霧が外に漏れたり残ったりしているようでしたら、ご自分ではそう思っておられなくても、噴霧されたときに息を止めてしまっています。吸気(吸うときの吸った空気の流れ)に乗って噴霧薬剤が気管支に入っていかなくては、十分に末梢まで到達できません。効果を十分に得るためにはゆっくり大きく吸い込むことが必要です。図5を参考にして下さい。

粉末薬剤による吸入では、素早く強く大きく吸入します。ゆっくりでは咽頭に薬剤付着が多くなり、声枯れなどの原因になりやすいようです。十分に吸入できたかの判断ですが、フルタイド® では容器を開けて、濃い色の盤の上に逆さまにして見て下さい。白い粉が落ちるようでは十分に吸えておらず薬がまだ残っていることを示しています。吸い方を強く大きくして再度吸うことを心がけてみて下さい。十分に吸えれば一度の吸入で大丈夫ですが、どうしても薬剤の残ってしまう方は2～3度

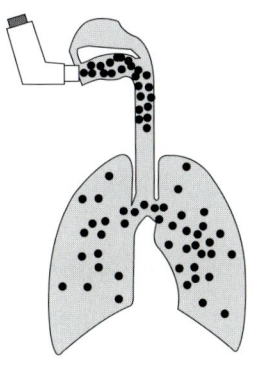

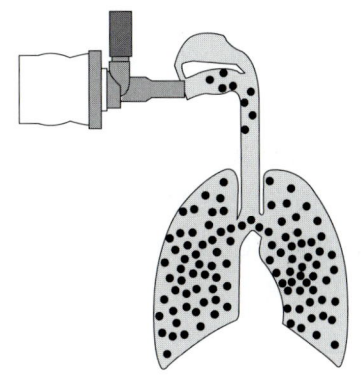

図5. 典型的な薬剤分布パターン（肺、口腔、咽頭）
(Newman SP, ほか：CHEST 89：551-556, 1986 より引用)

吸入を繰り返して使用して下さい。

　パルミコート® では容器を開けることができませんので、この確認方法はできません。却って吸った感じがしないので吸えているかどうか不安になる方がおられるようです。パルミコート® 吸入の出来をみる方法には、医療機器メーカーが出しています吸入練習器により吸入音が出るように力強く吸入できていれば吸えています。また、実際の吸入に際して特殊なハンカチを用いてこれを吸入口に被せて吸ってみると白い粉が付きますので吸えていることが確認できます。この2つの方法は薬局や医師のもとで確かめてみて下さい。

59　ピークフローによる管理がよいといわれますが、何を管理されるのでしょうか？

　「喘息患者さんの呼吸機能検査で気管支の狭窄をみる検査としては、1秒量、1秒率やピークフロー（最大呼気流速）があります。ピークフローにより測定したピークフロー値は気道の閉塞状態をよく表しています」

　患者さんの多くは、苦しいかどうかで自分の状態をお話されますが、この苦しい、あるいは発作があるの表現はその方の経験によって違ってきます。大きな発作を起こされたことのある方は比較的状態を軽めに感覚されます。

　また長年苦しまれた方もこれくらいならいつもより楽だからと軽めに表現される方が多いようです。1日あるいは週の中で朝方などに苦しくて何度か目覚めることのある方、寝るときにいつも苦しくなる方でも外来に行く時間には落ち着いておられ聴診上にも問題なく先生から大丈夫ですよと言われ、いつもの薬をもらっても不安な方など、自分の状態の表現は人によって違うため共通する尺度が必要になります。この尺度がピークフロー値です。物の長さを表すのに手を広げたくらいでは大人と小さな子どもでは実際の長さも違います。自分からみた大きさの感覚ゆえに長さの表現もまた変わり、子どものときはとても長く見えたものが大人になってみると長くなかったりする経験はどなたにもあるかと思います。喘息の経験の長い方も、そうでない方も病気を十分にわかっておられる方にもそうでない方にも共通の気道狭窄程度を知る尺度として用いられる簡便な道具です。

60　発作がどの程度になったらどう対処すればよいのですか？

　「基本的なルールとして、発作止めのβ刺激薬の吸入や頓服の使用回数が増えたら、医師に相談して下さい」

　発作がどの程度になったらどう対処すべきかというのは、喘息の自己管理において、患者さんが知っておくべき最も重要な事柄です。各々の患者さんにより重症度、喘息のタイプ、致死的発作の既往などの事情が異なるので、本当はかかりつけ医と相談して決定すべきなのですが、一般的な基準を挙げておきます。

ここに示すのはゾーンモニターという自己管理の方法ですが、状態の把握のためにピークフロー値を使用しています。信号機は、緑、黄、赤の三色で表示されますが、ゾーンも自覚症状やピークフロー値をもとに、グリーン、イエロー、レッドで表現されます。

グリーンゾーンは、安全。喘息症状なし。日常活動や睡眠は支障なし。ピークフロー値が自己ベストの80％以上。

イエローゾーンは、要注意。咳が止まらない、喘鳴（ゼイゼイ）がある、胸が苦しい。日常生活はやや障害され動くと苦しい、夜間発作で目が覚める。ピークフロー値は自己ベストの50〜80％の範囲。

レッドゾーンは、要警戒。安静時にも喘息症状があり、発作止めが効かない。苦しくて歩けない、苦しくて会話ができないなど、日常生活に支障をきたす。ピークフロー値は自己ベストの50％未満。

グリーンゾーンのときは定期の受診でよろしいと思います。イエローゾーンのときは発作止めの使用、長期管理薬の増量、経口ステロイドの短期使用などを（あらかじめ医師より受けた指示に従って）実施して、改善をみないときには早めに病院を受診します。レッドゾーンのときは、手持ちの気管支拡張剤の吸入、経口ステロイド剤の内服をしたうえで（可能なら酸素吸入をしながら）直ちに（夜なら救急）病院を受診することが必要です（64頁参照）。

ここに述べたように、ピークフローの測定は自己管理をしてゆくうえで非常に重要ですので、適応のある患者さんは主治医に相談するなどして、できるだけ実行して下さい。

61 発作を予防するための留意点は？

「必ずピークフローをつけましょう」

発作が起こる前に、ピークフローが少し下がるときがあります。このときにしっかり治療を行うとほとんどの場合はそのまま発作が予防できます。治療薬が既に多い場合は自分が何に反応しているかよく調べてもらって環境対策もしっかり行いましょう。環境からの増悪因子が除去された分、発作が起きにくくなりますし、使用する薬剤が少なくて済みます。

62 妊娠すると喘息はどうなりますか？

「妊娠によって病状が安定する人と不安定になり発作が出る人がいます。またこの出方も妊娠の時期によって異なります」

妊娠中に発作が出ると、母体の低酸素が起こったり、腹圧がかかったりで流産やその他の障害が出やすくなります。よい状態で妊娠を続けるためには発作のない条件で妊娠をし継続することが必要です。全身反応性がなく効果もはっきりしている

吸入ステロイドによる治療を妊娠前から経験しておかれることを勧めます。
　吸入ステロイドと発作時治療の項を参考にして下さい。

63 妊娠中に突然発作が起きたときはどうすればいいのですか？

　「妊娠中であっても、なくても、喘息発作に対する治療は同じです」
　喘息発作により母体が低酸素血症に陥らないように気管支狭窄を改善させます。気管支拡張剤を使用して下さい。時には発作継続や重症発作に対してステロイド薬の点滴静注や内服を指示されることがありますが、これはまず母体を回復させ妊娠を継続するための手段であり、長期間の使用ではありませんから不安がらないで下さい。
　第10章「救急時の対応」（147頁）を参考にして下さい。

64 妊娠5ヵ月です。喘息発作が時々起こります。喘息治療はした方がよいのでしょうか？

　「妊婦さんこそ、発作を起こさないための予防的治療が必要になります」
　以前はメディエーター遊離抑制薬のクロモグリク酸（インタール®）が用いられていましたが、現在では吸入ステロイドの方が効果が明確なので、吸入ステロイドを第一選択にしてよいと考えられています。妊娠中の発作の悪化によって低体重児が生まれる確率が高くなるといわれていますので、安全な範囲で薬物を用いて発作を起こさない努力を行う方が、副作用を怖がって薬を使用しないでひどい発作を繰り返すよりもはるかに安心だといわれています。但し、抗アレルギー薬の多くは妊産婦の安全性が確立されていない製品が多いので使用に際しては十分な注意が必要と考えられます。β刺激薬の吸入やテオフィリンなどの気管支拡張剤も、また内服のステロイド薬も必要なら用いて下さい。但し、妊娠中はできるだけ内服薬よりも吸入薬でコントロールできればその方が好ましいと考えられます。また発作の誘発因子や風邪の予防は非妊娠時よりも徹底すべきと考えます。

65 現在吸入ステロイド600μg吸入と抗アレルギー剤を内服しています。このまま妊娠しても大丈夫ですか？

　「吸入ステロイドの通常容量（800μg）では全身作用はないと考えられていますので心配いりませんが、抗アレルギー剤は内服薬で、妊娠に対して過去の経験が少なく確認できていない薬剤も多くあります」
　患者さんの症状に対するコントロールのうえで、内服の抗アレルギー剤に、吸入ステロイドを上回る効果が確認されているか、併用によってのみ症状コントロールの効果がみられる場合を省き、内服の抗アレルギー剤を中止しての妊娠をお勧めします。

66 妊婦が使用してはいけないのはどんな薬でしょうか？

「やはり抗アレルギー薬だと思います」

そのほか、テトラサイクリン系の抗生物質、ヨードを含む咳止めや本人に合わない薬品や流産のリスクを高めるプロスタグランジン製剤などは、回避するべきと考えますが、そのほかは通常の喘息管理法とは原則的に同じでかまわないと考えられています。

67 授乳中の内服薬は大丈夫ですか？

「概ね大丈夫といわれていますが、テオフィリンなどは、血中の濃度がピークのときに授乳が重ならないようにするなどの注意が必要だと一般的に考えられています」

6 喘息によく似た症状の病気

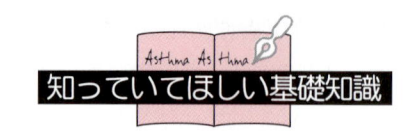

知っていてほしい基礎知識

● 喘息と鑑別すべき疾患

　喘息という言葉で表されるイメージは、発作的にゼイゼイ（喘鳴）や息苦しさ、咳、痰などの症状が出現して、治療や時間の経過によりそれが軽快してゆく（可逆的）というものだと思いますが、喘息と同じような症状を呈する疾患はほかにもあり、鑑別をしっかり行わないと、その後の管理や治療に不都合を生じる可能性があります。

　喘息と鑑別が必要な疾患はたくさんありますが、表1によく遭遇する呼吸器疾患、循環器疾患を挙げておきます。慢性肺気腫、慢性気管支炎（これらは現在COPDという概念に整理されつつありますので後で「COPD」の項に詳述します）のように、症状が完全には可逆的、発作的でないものでも自覚的には喘息のように感じられる場合があり、また実際にこれらの病気と喘息が合併していることも稀ならずありますので注意を要するところです。心不全や降圧薬の副作用など、呼吸器疾患以外の原因がみつかることもあります。

　表1以外に「逆流性食道炎」のような消化器疾患、「慢性副鼻腔炎に伴う後鼻漏」のような耳鼻科疾患も喘息とよく似た症状を惹起し、また喘息を悪化させることがありますので、他臓器を含め、別の疾患が関与しているかも知れないということを念頭において私たちは

表 1．喘息と鑑別すべき主な疾患と鑑別のポイント

感染症	肺炎 急性気管支炎 結核など	胸部X線の異常 血液検査の炎症所見（WBC、CRP、血沈の増加）
肺気腫		長期の喫煙者、高齢（60歳後半以上）男性に多い。 喘息は夜間に症状が出やすいのに対し、昼間、労作時（階段の昇降、重い荷物を持つなど）に呼吸困難が現れる。夜間、休息時には症状はない。 胸部X線の異常所見、呼吸機能の著しい低下がある。
慢性気管支炎		呼吸困難がほとんどない。 夜間に症状が増加することがない。 冬期に症状が増悪しやすい。 喫煙者に多い。
心不全		喘息と似た症状があるが、聴診で心雑音を聴取、胸部X線や心電図で異常所見あり。 浮腫を認めることがある。
降圧薬による咳		ACE阻害薬、β遮断薬の副作用として咳が続くことがある。 初診時にこれらの薬剤の服用の有無を確認する。

喘息の診療にあたっています（イントロダクション「あなたはこんな例にあたっていませんか・症例2」、3頁参照）。

● COPD

　喘息が、咳、痰、喘鳴、呼吸困難などをもたらす病気であることはご存知のとおりですが、よく似た症状を呈する病気にCOPD（慢性閉塞性肺疾患）があります。これは喫煙が主な原因だと考えられている、タバコ関連の疾患です。

　病気の名前についている「閉塞」という言葉は、呼吸のときに空気の通り道（気道）が塞がって、息がしにくい（気流制限）という状態を示しています。喘息では、気流制限が一時的に起こって治療や自然経過でもとに戻る（可逆的）という性質をもっていることが特徴的ですが、COPDでは気流制限が徐々に進行しもとに戻らない（不可逆的）部分をもっていることが特徴的です。治療の面でみると、喘息が気管支拡張剤やグルココルチコイドに対する反応がよいのに対して、COPDは反応がよくないといった違いがあります。

　COPDというと耳慣れない感じがすると思いますが、肺気腫とか慢性気管支炎という病名を耳にしたことのある人は多いと思います。肺気腫は、気道を通って空気が最後にたどりつく場所である肺胞という袋のような構造が壊れてしまう病気です。慢性気管支炎は、慢性的または反復的に気道の分泌物が増えて、毎年冬季を中心に3ヵ月以上何年かにわたって咳や痰に悩まされる病気です。この肺気腫や慢性気管支炎、および両者の合併したもののうちで、先に述べた慢性の気流制限を伴うものをCOPDと呼ぶようになっていたのですが、最近のCOPDの国際的なガイドラインでは疾患の概念が整理されて、肺気腫、慢性気管支炎という用語は使われなくなりつつあります。

　喘息は可逆性の気流制限であり、特異なメカニズムによる気道の炎症に基づく病気ですのでCOPDには入れません。しかし、喘息とCOPDが合併することは稀ではなく、このような場合の気流制限の可逆性は部分的なものになります。

ASTHMA MEMO　**COPDの疫学**　2001年の「NICE study」という調査によれば、わが国の40歳以上の年齢層では、8.5%の人がCOPDを有しており（男性13.1%、女性4.4%）、かつて考えられていたよりも高頻度であることが明らかになりました。この数字はほかの先進国とほぼ同等とされます。性別で男性、年齢階層別で高齢者にCOPDが多いことも調査結果より示されました。長期にわたる喫煙が発病に関与していると考えられますが、ほかの因子、例えば大気汚染の影響や、喫煙でも他人の吸ったタバコの煙を吸わされる「受動喫煙」の影響など、まだはっきりとわかっていないこともあります。

MEMO COPDの重症度分類

国際ガイドラインではCOPDの重症度は4段階に分類されますが、分類の基準となるのはスパイロメトリーによる肺機能検査における1秒量(1秒間努力性呼出容量)です。1秒量の障害の程度に代表される気流制限によって、重症度はステージ0:(リスクを有する状態でスパイロメトリーは正常)から、ステージⅠ:軽症COPD、ステージⅡ:中等症COPD、ステージⅢ:重症COPDの4段階に分類されます。ステージⅢは、1秒量の低下だけでなく、呼吸不全(低酸素血症)や右心不全(足のむくみなど、うっ血症状)の合併なども判定の基準に加えられます。

MEMO COPDとタバコ

COPDの予防・治療において、原因の除去である禁煙は最も重要視されるべき事柄です。喫煙を止めることによりステージ0において気流制限の発生を防ぎ、ステージⅠ～Ⅲにおいて進行を遅らせることが可能であるとされています。COPDのみを対象としたものではありませんが、下に禁煙に関するWHOの勧告を紹介します。

禁煙に関するWHO勧告

禁煙は、現在喫煙している人々にもたらされる健康上のリスクを大幅に減らし、それによって世界中の人々の健康を改善するきわめて重要な第一歩である。生命を脅かす約25の疾患あるいは疾患群がたばこを原因としていることが示されており、その多くは禁煙によって予防でき、発症を遅らせ、症状を緩和させることが可能である。発展途上国の平均余命が長くなるにつれて、慢性疾患による罹患率や死亡率は今後も増大するとみられる。禁煙をするための徹底した努力をすることで、今後予測されるたばこ関連の疾患を減少させることができる。喫煙者の75～80％はたばこをやめたいと思っており、3分の1は過去に3回以上真剣に禁煙を試みたことがあるという調査結果がある。一次予防を優先しても、禁煙をするための努力は無視できない。むしろ、互いを組み合わせて両方の努力をする必要がある。現在、11億人存在する喫煙者のわずか一部でも禁煙することができれば、健康と経済における長期のメリットは甚大である。したがって、喫煙者が中毒性のある有毒な喫煙習慣をやめるために、政府や地域社会、組織、学校、家庭および個人の協力支援が不可欠である。

● 喘息・鼻炎・咽頭炎は同種のアレルギー

　これらの病気のメカニズムには、共通の部分があると考えられています。
　例えば掃除のときにハタキをかけていて、舞いあがった埃を吸い込んだ直後に咳が出始め、引き続きヒューヒューという喘鳴から発作に進展してしまう…。すべての喘息がアレルギーというわけではありませんが、今述べたような発作の出方は、家の埃（ハウスダスト）の中のダニと反応して起きた即時型アレルギー（Ⅰ型アレルギー）によるものだと思います。Ⅰ型アレルギーは、ある物質（この場合はダニ抗原）と繰り返し接触するうちに、免疫系が抗原を覚え込んでしまうことで成立します。いったん覚え込んでしまうと、一部の人はこのダニ抗原と結びつく特異的抗体を大量につくり続けます。このような人が、あるときダニ抗原を吸い込むと、気管支で抗原抗体反応を起こして先に述べたような喘息発作に至ってしまうわけです。
　このようなⅠ型アレルギーによって起きる疾患はほかにもあります。例えばスギ花粉症は、鼻や目においてスギ花粉抗原と特異的抗体が抗原抗体反応を起こす病気です。この反応によりくしゃみ・鼻水・鼻づまりといったアレルギー性鼻炎の症状、目の痒み、充血、涙といったアレルギー性結膜炎の症状が出現します。
　特定の食物を食べた後数分で、口の中や咽頭に痒みや灼熱感が出現し、ひどくなると顔面が腫脹し、喉が詰まって息苦しくなる病気があります。このような食物による口腔・咽頭のアレルギーは、やはりⅠ型アレルギーによって起きますが、最近原因物質としてくだものが注目を集めています。

● くしゃみ・鼻水・鼻づまりは何の症状？

　自分自身がアレルギーの体質をもっておらず、身近なところにも花粉症の人がいなければ、くしゃみ・鼻水・鼻詰まりといった症状を自覚したときに、まず考えるのは風邪をひいたらしいということでしょう。例えば、春先にインフルエンザの流行が終わる頃、今度

ASTHMA MEMO　**果物アレルギーと花粉症**　口腔・咽頭アレルギーの原因になりやすいとされる果物としては、リンゴ、モモ、キウイ、オレンジ、メロン、スイカ、サクランボ、ナシ、バナナ、その他が報告されていますが、これらの果物によるアレルギーと花粉症の関係も注目されています。口腔・咽頭アレルギーの患者さんを診ていて、果物アレルギーが疑われる方の血液を調べてみると、シラカンバ花粉との接触歴がないはずなのにシラカンバ花粉に対する特異的抗体が陽性だったというような不思議な経験をすることがあります。これは果物の抗原性と花粉の抗原性にどこか共通の部分があるからだろうと考えられています。

はライノウイルスなど鼻症状を主体とする風邪（かぜ症候群＝普通感冒）が目立つようになり、このような症状の人が増えてきます。

　しかし、これに前後してスギの花粉が飛び始めますので、スギ花粉にアレルギーのある人は、くしゃみ・鼻水・鼻づまりがあればスギ花粉症が今年も始まったと思うでしょう。例年と同じ時期に同じ症状が出て、目の痒みもいつもどおりという人は、スギ花粉抗原による鼻アレルギーといってよいと思います。

　鼻アレルギーは、春のスギ・ヒノキ花粉症が有名ですが、初夏のイネ科の雑草、秋のキク科の雑草など、ほかの花粉症もあります。また、花粉以外の抗原で鼻アレルギーを引き起こしやすいものとして、家の埃（ハウスダスト）の中のダニ、ペット（ネコ、イヌ、ハムスター、ウサギなど毛のある動物）、食べ物などがあります。

　去年まではなんともなかったのに今年初めて鼻アレルギーの症状が出た人は、風邪だと考えているかも知れません。風邪の場合は鼻水が段々粘性になって軽快するのに対して、鼻アレルギーではさらさらの透明な水っぽい鼻水が持続します。症状のみから診断するのが困難な場合は、鼻水の中の好酸球や血液中の特異的抗体の測定、皮内反応や鼻粘膜誘発試験など、アレルギーに関する検査が必要になります。

● 風邪と喘息の見分け方

　風邪（かぜ症候群＝普通感冒）は、ウイルスなどの病原微生物によって引き起こされる上気道と一部下気道の急性炎症です。部位は、鼻、副鼻腔、扁桃、咽頭、喉頭などの上気道から気管支まで連続的に生じることが多いので、「鼻、のど、気管支」の炎症の大まかな総称として風邪という用語が使われます。ウイルスの感染が先に、引き続いて細菌感染が起きるというのが一般的な順序です。「くしゃみ・鼻水・鼻づまりは何の症状？」の項に、風邪のひき始めと鼻アレルギーの症状の似た点、異なる点について述べましたが、風邪によって引き起こされる咳や痰といった下気道の炎症の症状は、喘息との区別が重要になってきます。

　咳は、風邪と喘息のどちらにも共通した症状です。風邪が「鼻、のど、気管支」の急性炎症であるということは上に述べましたが、風邪の咳は炎症によって喉頭、気管、気管支に分布している咳受容体が刺激されて起きます。最初は痰を伴わない、乾いた咳であることが多いのですが、進展すると不透明な白色の痰が出るようになり、さらに細菌感染を起こすと膿性痰になり、色がついてきます（メモ「痰の色が表すもの」参照）。

　喘息の咳は気道が過敏になっていることにより、さまざまな刺激によって起きますが、気道の分泌物の産生も亢進していますので最初から痰がらみのことも少なくありません。痰は最初無色透明で粘り気の強いものが出ますが、次第に細胞成分の多い不透明な白色痰になり、発作の程度によっては好酸球という細胞が痰の中に増加し、細胞に含まれる酵素の色により黄色調を呈してくることがあります。

　咳、痰に伴ってゼイゼイやヒューヒューという音（喘鳴）が聴こえ、息苦しさが出てくる

のであれば、喘息の可能性が高いと考えられます。特にヒューヒューという高い音は喘息発作に特徴的で、息を吐く（呼気）時に一致して聞こえることが多いのです。しかし、喘鳴を伴わず、長期に咳が続いていて通常の咳止めが効かないという患者さんの中には、調べてみると気道の過敏性が亢進していて喘息の治療が奏効する「咳喘息」というタイプも存在するので、症状のみからの鑑別は難しい場合もあります。

● 肺線維症とは？

　肺は、呼吸による胸の動きに従って膨らんだり縮んだりしています。ちょうど柔らかくきめの細かいスポンジがたくさんの水を蓄えることができるように、健康な肺は呼吸の際しなやかに伸び縮みすることにより大量の空気を出入りさせ、ガス交換という重要な仕事をしているのです。

　肺線維症は、さまざまな原因によって肺に線維（繊維のことを医学用語ではこう表記する）の増殖が起きる病気です。線維の増殖が起きると肺は硬くなり、縮んだままの部分と引っぱられて蜂の巣のように穴の空いた部分が混じり合った構造になります。健康な肺をスポンジに例えるなら、肺線維症の肺は糸瓜（へちま）だしのようなもので、柔らかさもきめの細かさも失われてしまっています。

　呼吸音を聴診器で聴くと、硬くなった肺が無理に引き伸ばされるために起きる、パリパリというマジックテープをはがすときのような音が特徴的です。硬くなった肺は、空気が

ASTHMA MEMO　痰の色が表すもの　痰は健康な人でも1日に100 mlくらい産生されていますが、再吸収や蒸発などによって10 mlくらいに減少します。このため普段は意識しないでいるわけですが、病的な状態のときは痰の量が増えたり痰の性状が変わったりするので、健康状態の大切なサインになることがあります。

　痰の色は無色透明、不透明白色、黄色、緑色、褐色、赤色、黒色などと表現されます。

　水分が多いだけの無色透明痰に比べて、細胞成分の増えた不透明白色痰は気管支の炎症を示しており、気管支喘息、慢性気管支炎、急性上部気道炎などでみられます。喘息そのものでも、悪化したとき気道の分泌物の中に炎症細胞である好酸球が増えてくると、細胞中の酵素の色によってやや黄色調をおびるようになります。

　さらに黄色調が強くなってくるのは膿性痰（膿のような痰）で、上にあげた病気に細菌感染が加わった場合や肺炎、肺膿瘍、びまん性汎細気管支炎、気管支拡張症などでみられます。膿性痰の中には緑色調を呈するものもありますが、これは感染を起こした細菌の種類によって起きる現象です。

　褐色痰や赤色痰は血液を混じた痰で、肺や気管支からの出血を意味します。気管支拡張症、肺結核、肺癌、肺梗塞その他でみられます。

　黒色痰は塵埃や炭粉を貪食した細胞が多い痰で、じん肺症や慢性気管支炎などでみられることがあります。

十分に入らなくなりますし、きめの粗くなった構造、壁が厚くなった肺胞はガス交換に不利ですので、最初は運動したときの息切れ、次第に安静時での呼吸困難が出現します。また、頑固に続く乾いた咳は、しばしばこの病気が発見されるきっかけとなります。

　喘鳴や痰を伴うことは原則としてないので、喘息とそれほど似ているわけではありませんが、症状より咳喘息との鑑別が問題になることがありCTスキャンや詳しい肺機能検査が診断の役に立ちます。

Q&A

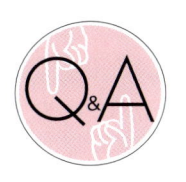

1 咳が8週間も続いています。癌、結核、喘息などが心配ですが、どうやってお医者さんに説明するとよいのでしょうか？

「一般的に、咳の持続が3週間以内であれば急性の咳、3週間よりも長く続けば慢性の咳というような区別をしていますので、8週間続いているというと慢性の咳に入ります」

咳に痰が伴うか、痰はどんな性質でどんな色か、痰に血液が混じっているかというような、痰の問題は診断のうえで重要です。また1日のうちどの時間帯に咳が出るか、運動や温度変化、埃の吸入など、咳のきっかけになりやすいことは何かといった点も大事な情報です。熱が出る、寝汗が出る、急に体重が減ったというようなことも参考になります。ネコ・イヌ・ハムスター・小鳥などを飼っている、タバコを吸っている、最近引っ越しをしたというようなことも咳に関係があるかも知れません。

8週間咳が続いているということであれば風邪などの急性疾患だけではないかも知れません。上に述べた事柄を頭の中で整理したうえで、医療機関を受診されることをお勧めします。

癌や結核、その他いくつかの病気は、胸部X線写真、痰の検査、気管支鏡検査などで診断がつきます。このような検査によって早く診断ができれば治療が容易となります。しかし、喘息などいくつかの疾患では、診断のために最も重要なのは病歴です。発症から現在に至る、できるだけ正確で詳細な症状の推移を診察のときにお話になるとよいと思います。

2 喘息が進行してなる肺気腫は非常に少なく、タバコが原因の大半を占めると聞きましたが？

「本当です」

肺気腫の原因はまだすべて解明されているわけではありませんが、タバコが極めて大きな要因になっていることは間違いないでしょう。現在のところ、確かな肺気腫の危険因子としては、喫煙、粉塵やガス（主に職業性の吸入）、ある種の遺伝的要因（日本人には少ない）などが知られています。また長期間喫煙していている人の全員ではなく、だいたい10～20％が肺気腫になると考えられています。つまり喫煙者でも肺気腫になる人とならない人があるのです。

同じ本数のタバコを吸っていても若いうちに肺気腫になってしまう、あるいは本数は少ないのに肺気腫になってしまう、そのようなタバコに弱い体質があるともいわれています。同じ期間同じ本数を吸っていると、男性より女性の方が肺気腫にな

りやすいと考えられています。

　喘息を長く患っていると、まったくタバコを吸わなくても肺気腫になる可能性はありますが、そのようなケースは少ないと考えられています。実際に肺気腫と喘息の両方をもっている人を調べてみると大部分に喫煙歴があります。まだ議論されつつあることですが、気道過敏性の亢進のある人がタバコを吸うと、より肺気腫になりやすいという考え方もあるのです。喘息の気管支は気道過敏性が亢進していますので、喘息患者さんは少ない本数のタバコでも吸わない方がよいと思われます。

3　喘息の患者ですが時々胸が痛くなります。肋間神経痛と言われていますが大丈夫でしょうか？

　「胸に痛みがある場合に考えなくてはならない病気はいくつかあります。心筋梗塞などの緊急性を要する危険なものから、肋間神経痛のようにそれ自体は生命に別状のないものまで、胸痛を呈する疾患はさまざまです。また、喘息に関連して起きる胸痛というのもあり、注意が必要です」

　肋間神経痛は、背中から肋骨の下縁に沿って前胸部に走る肋間神経の痛みで、痛みの性質には鋭いものもあれば鈍いものもあります。帯状疱疹後の痛み、肋骨骨折後の神経の圧迫、変形性脊椎疾患によるものなどがありますが、明らかな原因の特定できないものも少なくありません。したがって、肋間神経痛と診断するためには、胸痛をもたらすほかの疾患（心筋梗塞、肺梗塞、解離性大動脈瘤、胸膜炎、心膜炎、肺炎、肺癌、肺結核、その他）を胸部X線、心電図、超音波検査などで除外する必要があります。

　また、喘息に伴って起きる胸痛もいくつかあります。大きな発作のときに肺を包んでいる胸膜が裂ける自然気胸や、縦隔気腫、肋骨骨折などはX線写真で診断がつきますが、それ以外のものは単なる肋間神経痛と考えられている場合もあります。咳による肋間筋の筋肉痛もその1つです。咳のときは猛烈なスピードで息を吐き出しますので、呼吸筋に大きな負担がかかるのです。気管支に痰が詰まって空気が入らなくなった肺を無気肺といいますが、X線写真では明らかでないような早い段階

ASTHMA MEMO

胸痛喘息　胸痛や胸を締めつけられる感じを自覚して病院を受診した患者さんが、心筋梗塞を疑われて検査を受けたが、心循環器系には異常がなく喘息が原因だったという場合があります。このような患者さんでは気道過敏性が亢進していて、喘鳴を伴わないが気管支拡張剤で痛みが軽快するという特徴があります。心筋梗塞と間違われるほどではないですが、しばしば軽度から中等度の胸痛を訴える患者さんは存在しており、これを「胸痛喘息」と呼ぶ人もいます。

の無気肺で胸痛を自覚することがあります。また、喘鳴を伴わず胸痛を主訴とする喘息（メモ「胸痛喘息」）も報告されています。

　しばしば、喘息の治療によって胸痛が出現することも経験します。気管支拡張剤の副作用で筋肉の痙直が起きることがありますが、これを胸痛として感じることがあるのです。無気肺が治って肺が膨らんでゆくときに痛くなる場合もあります。したがって、これらの原因で起きるさまざまな胸痛に対して、むやみに鎮痛剤を使うのは感心しません。アスピリン喘息を誘発する恐れがありますし、原因に対する治療を優先させるべきだと考えるからです。

4 風邪の咳と喘息の咳はどう違うのですか？　風邪だったら風邪薬を飲めばいいのでそちらを飲みたいのですが？

「風邪薬を飲むのは少し待って下さい」

　「風邪と喘息の見分け方」の項で述べたように、風邪と喘息では咳の発生するメカニズムが異なっています。風邪の咳はウイルスなどの感染により喉頭、気管、気管支の咳受容体が刺激されて起きますが、喘息の咳は気道過敏性の亢進によるもので、気道収縮や気道分泌亢進を伴います。喘息の場合、気管支の中の痰を出すためには咳が必要なのです。このことより治療に用いる薬剤も両者で異なっています。

　基本的に市販の風邪薬の大部分は、喘息の咳に対する治療には不適当です。風邪薬に用いられる咳止めの多くは中枢性鎮咳剤といって、痰を出そうとする力を弱めます。また、鼻水を止めるための抗ヒスタミン剤は痰の切れを悪くして喘息発作を悪化させることがあります。風邪薬の中には喉の痛みや熱に対して解熱鎮痛剤を配合してあるものがありますが、この中にはアスピリン喘息を引き起こすものもあります。

　さて、それでは喘息の患者さんが風邪をひいて咳が出始めたという場合はどうすればよいでしょうか。風邪の大部分がウイルス感染による急性炎症であるということは既に述べましたが、この原因として最も多いのはライノウイルスで、50〜60％を占めるといわれています。ライノウイルスは気道にくっつきやすく、ピークフロー値を低下させるなど、喘息症状を悪化させることが知られています。ほかのウイルスでも同様の悪化がみられる場合があります。このような状態のときに上に述べたような性質をもつ風邪薬を服用するのは、たいへん危険なことです。

　喘息の患者さんが風邪をひいた場合は、水分の摂取や去痰剤などで痰の切れをよくし、必要に応じて喘息の治療も強化するというのが基本です。また細菌感染を伴った場合には、適切な抗生剤の使用が必須ですので、早めの受診が望まれます。

5 喘息と慢性気管支炎とはどう違うのですか？

「喘息と慢性気管支炎は、両方とも中くらいの太さの気管支の病気ですので、似かよった部分をもっています。それは、咳や痰、場合によっては呼吸困難という症状を呈するという点です。しかし、各々の病気の典型例で症状の起こり方を比較してみるとずいぶん異なっていることがわかります」

まず、喘息は発作性に症状が出現し、治療または自然経過で軽快する（可逆性）という性質をもっています。慢性気管支炎は症状に波はあるものの、年々歳々ゆっくりと進行していき、もとに戻らない（不可逆性）のが特徴といえます。しかしこれだけでは、長期間喘息に罹患したため気管支の壁が厚くなり、気流制限が完全にもとに戻らなくなった（リモデリング）例と、慢性気管支炎に若干の気道過敏性の亢進を伴い閉塞性換気障害を有する例の区別が難しくなります。

慢性気管支炎の臨床像は、40歳以上のタバコを吸う男性に多いこと、副鼻腔炎の合併が多いこと、アレルギーと特に関係ないことなどを背景に、冬の間3ヵ月以上続く咳、痰が2年以上にわたって出現するというのが診断上重要で、聴診をするとヒューヒューよりもゼイゼイという音が聞こえます。しかしこのように特徴的な臨床像を呈しながら喘息であるという例や、喘息と慢性気管支炎が合併している例も決して珍しくはないでしょう。さらに喫煙者の場合、肺気腫も合併している可能性があり、診断は単純ではありません。

6 痰の色が黄色くなりました。どうしたのでしょうか？

「痰の色や状態は呼吸器疾患の病態を反映する重要なサインですから、いつも注意を払う必要があります」

喘息の痰は通常無色透明か不透明白色です。一般に細胞成分が多いと痰は不透明になります。喘息は病理学的には好酸球による気道の炎症ですから、痰が不透明になるのは好酸球が増えているということなのです。また、この細胞に含まれる酵素は黄色いので、喘息による気道の炎症が悪化すると痰は黄色調を帯びてきます。このような痰を顕微鏡でみると好酸球が増えているだけではなく、気管支の上皮がはがれて出てきたもの（クレオラ体）や酵素が針状に結晶化したもの（シャルコー・ライ

ASTHMA MEMO　**びまん性汎細気管支炎**　慢性気管支炎と少し名前が似ているのですが、もう少し細い気管支の領域に炎症が起きる病気です。咳、多量の痰、呼吸困難が出現し、聴診上ヒューヒュー、ゼイゼイと両方とも聞こえることがあります。若年者から高齢者まで幅広い年齢層に存在し、喫煙ともアレルギーとも無関係で、大部分が副鼻腔炎を合併しています。進行すると気管支拡張剤に反応しない閉塞性換気障害や低酸素血症を起こします。

デン結晶）がみられます。明らかな発作でなくても、普段より息切れがする、胸が重い、痰の切れが悪い、ピークフローの数値が低い、日内変動があるといった変化を自覚した際に痰が黄色くなっていれば、それは喘息の悪化ととらえて喘息の治療を強化して下さい。

　痰が黄色くなったときに考えなければならないことはもう1つあります。それは風邪症状に引き続き細菌感染が起きたような場合で、膿のような黄色い痰が出ます。この膿性痰に含まれている細胞は、細菌感染を防御する好中球です。このような場合には抗生物質による感染のコントロールが必要です。

　慢性気管支炎、気管支拡張症といった疾患と喘息が合併しているような場合、普段でも痰が黄色いことがあります。このよう場合は、喘息のコントロールがうまくいっている状態を基準にして、それよりも痰の色が濃くなったとき、喘息治療の強化、抗生物質による感染症の治療を考慮して下さい（メモ「痰の色が表すもの」、95頁参照）。

7　血痰が出ることがあるのですがどうしてですか？　大丈夫ですか？

　「血痰の多くは一時的なもので心配いりませんが、中には肺癌などの病気が隠れていることもあります」

　気道の粘膜には毛細血管といって非常に細い血管がたくさん存在しています。その血管が咳などで切れることがよくあります。実際、血痰の原因として一番多いのは急性気管支炎です。咳によって切れるのです。しかし、血痰を生じる疾患として肺癌など生命にかかわる病気のこともありますので確認の検査を受けましょう。

8　夜から朝にかけて喉がネコのように鳴っていますが、どうしたのでしょう？

　「呼吸をすると喉がネコのようにゴロゴロと鳴るのは、気管や気管支の中に痰が溜まっている状態です」

　大人で夜間にこのような症状が出やすい疾患としてまず考えられるのは喘息です。喘息は発作性の呼吸困難、喘鳴、咳、痰などを主たる症状とする疾患ですが、就寝時から夜間早朝にかけて悪化しやすいのが特徴です。痰は、非常に粘っこく硬いものから、卵の白身のようなサラサラした水っぽいものまでさまざまです。うまく痰が出せると楽になるわけですが、非常に粘り気の強いものはもちろん、逆に非常に水っぽいものも出しにくいものです。治療の第一は、まず喘息のコントロールを行い、気道の炎症を改善させることです。また、痰の性状を吐き出しやすいものに変えるために去痰剤を併用します。

　同じような夜間の呼吸困難や喘鳴、咳、痰をもたらす疾患に左心不全があります。これは、心臓のポンプ機能の低下によって起きるものです。夜、布団に横になると、立った状態や座った状態に比べて、足と心臓の高さが同じになるため下半身の静脈

の血液が心臓に還ってきやすくなります。心臓に還ってきた静脈血はポンプの働きにより全身に送り出されますが、左心不全のときはそれがうまくいかず、肺に水分が溜まってしまいます。この水分がゼイゼイという喘鳴と咳、痰、呼吸困難をもたらし、横になっていると苦しいので心臓を少しでも高くするために座位を取って肩で息をするような姿勢になります（起座呼吸）。左心不全による呼吸困難は就寝後1〜2時間ぐらいで起きることが多く、症状が一見喘息と類似しているので「心臓喘息」ともいわれます。診断は胸のX線写真、心臓超音波検査などでなされ、治療には強心剤、利尿剤、血管拡張剤などが用いられます。

9 咳の止め方を教えて下さい。夜から朝にかけての激しい咳が毎日続き、眠れません。市販の咳止めを何回も飲みましたが、なぜ効かないのでしょう？

「咳だけ止めようとしてもうまくいかない場合があります」

慢性的な咳の原因は単一ではなく、喘息のほかにCOPD、びまん性汎細気管支炎、気管支拡張症、肺線維症、サルコイドーシス、過敏性肺臓炎、高血圧の治療薬による咳、左心不全、副鼻腔炎など後鼻漏による咳、胃食道逆流による咳、アトピー咳嗽、肺・気管支腫瘍、肺結核その他にもたくさんあります。各々原因に応じた治療が必要なのです。

この中で夜間に特に悪化し、眠れないような激しい咳を起こすものの1つに、喘息の亜型である咳喘息があります。咳喘息には喘息の特徴である気道過敏性の亢進が関与し、好酸球による気道の炎症も認められます。しかし症状が咳のみで喘息のような喘鳴、呼吸困難や痰を欠くため、ほかの慢性の咳との鑑別には、いくつかの臨床検査が必要になります。診断がついた場合吸入ステロイドや気管支拡張剤が有効です。

胃食道逆流による咳、後鼻漏による咳も夜間に悪化しますが、これらの場合はもとになる疾患に対する治療が咳の治療になります（メモ「鼻の疾患に伴う後鼻漏による咳」「胃食道逆流による咳」参照）。

ASTHMA MEMO　鼻の疾患に伴う後鼻漏による咳　鼻や副鼻腔の病気に伴って、喘息のコントロールが悪くなることは臨床上よく経験しますが、これは鼻が詰まって口で息をするために気道の温度、湿度の調節がうまくいかなくなることのほかに、喉に落ちた鼻水（後鼻漏）が喉頭・気管・気管支を刺激するためだとされています。また、鼻の病気が副交感神経の刺激を介して気道過敏性の亢進をもたらしているという意見もあります。慢性の咳や喘息の難治例で鼻の病気を合併している場合は、鼻・副鼻腔の治療も積極的に行う必要があります。

左心不全(心臓喘息)も夜悪化します。Q&A「夜から朝にかけて喉がネコのように鳴っていますが、どうしたのでしょう?」に述べたように、心不全に対する治療が咳の治療になります。

　過敏性肺臓炎は、カビの胞子や菌体、鳥の排泄物、イソシアネート(ポリウレタンの原料)などの原因物質を繰り返し吸い込むことで、その物質に対するアレルギーを獲得し、再度曝露されることにより咳などの症状を起こす病気です。しかしこの病気のアレルギーは喘息とタイプが異なり、再曝露から4〜6時間経ってから咳、発熱、呼吸困難、喘鳴が出てくるという特徴をもっています。夜間の発作が特徴というわけではないのですが、職場などで昼間曝露を受け、夜になると決まって咳が出るというような場合もあるので注意が必要です。診断がついたら原因物質からの回避が治療上重要です。

ASTHMA MEMO　胃食道逆流による咳　最近、胃液が食道に逆流して起きる逆流性食道炎が増えています。胃液には食物を消化するための強い酸が入っています。胃酸が食道に逆流するとさまざまな程度で食道炎が起き、胸焼けや胸からみぞおちにかけての痛みが出現しますが、このような食道炎に夜間の咳や喘息の合併が多いということに関心がもたれています。逆流が起きると喘息になる(または喘息が悪化する)という直接的な証拠はまだ十分に揃っていませんが、逆流に対する治療、つまり胃酸の分泌を抑える薬物の投与や、逆流を防ぐ外科手術が喘息や夜間の咳を改善させるという報告は数多くあります。

　逆流性食道炎の治療には、薬物や手術のほかに以下のような生活上の注意が挙げられています。就寝前3時間の食事制限、飲酒・喫煙の制限、チョコレート・柑橘類・カフェイン・梅干など胃酸分泌促進作用のある食品の制限、脂肪分や香辛料など胃排泄を遅らせる食品の制限、しゃがんで重いものを持つなど腹圧のかかる動作の制限、腹部を締めつける服装の制限、就寝時に上半身を上げること、などです。

ASTHMA MEMO　アトピー咳嗽　アトピー咳嗽は咳喘息によく似た臨床像を呈します。

　咳喘息は喘息の亜型または前段階と考えられていて、就寝時から夜間、夜明けに症状が強く、冷気、受動喫煙、ストレス、運動、飲酒などさまざまな刺激で乾いた咳が持続するのが特徴です。気道過敏性の亢進を有しており、喘息に移行することもあるため持続的な治療が必要ですが、気管支拡張剤や吸入ステロイドがよく効きます。

　アトピー咳嗽はアトピー素因をもつ患者さんにおいて、咳喘息とまったく同様の臨床像を示す慢性の咳ですが、気道過敏性の亢進は認めず、気管支拡張剤が無効であるのが異なる点です。抗ヒスタミン薬(H_1拮抗薬)と吸入ステロイドが有効とされます。

このように、慢性の咳の原因となりうる疾患は数多くあり、その治療法もさまざまです。したがって、咳を止めるといってもまず原因を正確に診断することが重要であることはいうまでもありません。

10 毎日息苦しさがとれません。少しの歩行でも苦しくて困っていますがどうしてでしょう？

「喘息という病気は発作性の呼吸困難が特徴で、非発作時には呼吸困難がないはずですが（気流制限が可逆的）、発作以外のときでも息苦しさを訴える患者さんがあります」

息苦しさには、じっとしていても息が苦しい安静時呼吸困難と、歩いたり重い物を持ち上げたり体を動かしたときに息苦しくなる労作性呼吸困難があります。労作性呼吸困難にはその程度に応じて分類がありますが、少しの歩行でも苦しくて困っているという場合、Ⅳ度（高度）の息切れに相当すると思います。

また、この息苦しさがとれない状態が毎日続いているということであれば、気流制限が不可逆的になっているか、あるいは可逆性はあるが部分的であるという状態が考えられます。このような状態は喘息にCOPD（「COPD」、91頁参照）が合併していてCOPDが重症である場合や、喘息のコントロール不良な状態が長期間続き、気管支の壁が分厚くなっているため、気管支拡張剤などに対する反応が低下している場合（リモデリング）が考えられます。

こうした息苦しさに対しては、まず吸入ステロイド、さらに必要に応じて経口ステロイドを使用して気道の炎症を除き、可逆性の障害をできるだけ改善させます。それでも残った肺機能の不可逆性の障害に対しては、呼吸筋ストレッチ、呼吸リハ

ASTHMA MEMO　　息切れの重症度　医療現場でよく使われる用語でヒュー・ジョーンズの分類というものがあります。これは労作時の呼吸困難を評価する際に用いられる用語です。呼吸困難の程度の軽いⅠ度から、5段階で評価します。

Ⅰ度（正　　常）　ほかの同年齢の健康者と同様に仕事ができ、歩行、階段の昇降も健康者と同様である。

Ⅱ度（軽　　度）　平地では同年齢の健康者と同様に歩けるが、坂や階段は健康者と同様には登れない。

Ⅲ度（中等度）　平地でも同年齢の健康者と同様には歩けないが、自分のペースであれば1.6キロメートル以上歩ける。

Ⅳ度（高　　度）　休み休みでなくては、50メートルも歩けない。

Ⅴ度（非常に高度）　話したり、衣服を脱いだりするだけで息切れがし、そのために外出もできない。

ビリなどで換気の効率をよくする治療を行いますが、さらに運動時に酸素が足りなくなる（動脈血の酸素分圧が低下する）ような場合は在宅酸素療法の適応も出てきます。

11 胸が膨らみ過ぎていると言われました。もう治らないと言われましたが本当ですか？

「胸が膨らみ過ぎているというのは、肺に入った空気をうまく吐き出せないために、息を吐いたときでもなお肺が膨らんでいるという状態（過膨張）を指します」

喘息で気管支が狭窄を起こし、発作状態にあるときは過膨張になります。しかし、喘息による気道の狭窄は本来可逆的ですので、発作が軽快すれば肺の過膨張ももとに戻るはずです。「膨らみ過ぎてもう治らない」というのは、可逆性が失われていることを意味し、気管支の壁が分厚くなってしまっている（リモデリング）のかも知れません。

もう１つ、「膨らみ過ぎてもう治らない」という表現から考えられることがあります。肺というのは、精一杯に息を吐ききっても、中の空気が完全になくなってしまうわけではありません。肺機能検査のとき、できるだけ息を吐ききったあとにも肺の中に空気は残っており、この空気の量を「残気量」といいます。残気量が増える病気の代表的なものが肺気腫です。このため肺気腫になると胸全体がビア樽様に膨らんできます。このような肺は息切れ（労作時呼吸困難）を招きやすく、その変化は不可逆的なものですが、症状をよくするための方法として、口すぼめ呼吸をはじめとする呼吸リハビリ、呼吸筋ストレッチなどがあります。なお、肺気腫の最も大きな原因はタバコですが、現在も喫煙を続けている場合はすぐに禁煙が必要です。

12 肺気腫の患者です。長く喘息の治療をしたためになったのでしょうか？

「喘息の治療が肺気腫の原因になるという証拠は、今のところないと思います」

肺気腫の最も大きな原因がタバコであるということについては、いくつかの項で述べました。しかし、大量かつ長期間にわたる喫煙を続けていても肺気腫にならない人もいれば、それほど本数も多くなく比較的短い期間で肺気腫を発症する場合もありますから、タバコ以外の要因も関係しているのだろうということは今までもいわれてきました。喘息、アトピー、気道過敏性といった要因が肺気腫の危険因子であるという考え方は比較的古くからあります。したがって、もし喘息の患者さんが喫煙を続けていれば肺気腫を合併しやすくなると考えるのは正しいのかも知れません。

「かも知れません」という曖昧な表現をするのは、まだ喘息が本当に肺気腫の発症リスクを増やすのかどうか証明されていないからです。しかし、喫煙が肺気腫の発症を増やすのは確実とされていますので、喘息の患者さんが肺気腫というさらなる

苦しみを背負い込まないためには禁煙することが大切です。
　最初に述べたように、喘息の治療が肺気腫の原因になるという証拠は今のところないと思います。むしろ、気道過敏性の亢進している患者さんで肺気腫の進展を防ぐためには、禁煙のほかに気管支拡張剤、抗コリン剤吸入、吸入ステロイドの使用などが検討されており、喘息の治療は肺気腫の発症、進展を抑える方に働くと考えてよいのではないかと思います。

13　私は肺気腫になっていると言われました。吸入ステロイドを使っていますが大丈夫でしょうか？

　　　「肺気腫の治療にも吸入ステロイドは推奨されています」
　肺気腫で吸入ステロイドを使用して効果が高いのは、肺気腫に喘息が合併している場合です。肺気腫も喘息も気道の閉塞による換気障害が特徴的ですが、喘息という可逆的な部分については吸入ステロイドで十分に治療をし、肺気腫という不可逆的な部分についても進展予防のために吸入ステロイドを使用するというのがよいやり方であると考えられています。
　喘息治療における吸入ステロイドの安全性については他の章に詳しく述べられていますのでここでは省略します。肺気腫に対する吸入ステロイドの安全性は喘息に対する場合とほぼ同等で、呼吸器感染症を増やす危険についても否定的意見が大部分です。

7 子どもから大人へ

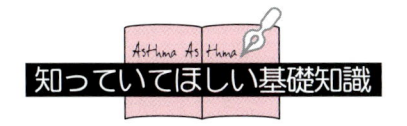

知っていてほしい基礎知識

● 小児喘息は治るか

7割前後の人が20歳頃までに自然軽快し治癒します。残りの2〜3割は成人喘息に移行します。治癒する年齢は12〜13歳というデータが一般的です。成人に移行した喘息は、小児期に比べ難治と考えられていますので、成人に移行しない努力が必要です。

● 小児喘息の予後

小児喘息の死亡率(0〜20歳未満)は、2000年の統計で10万人に対し0.3人です。実際の死亡人数は、年間約60人です。この死亡率は成人喘息と比較して約1/10であり、交通事故による死亡率の約1/30です。予後は比較的良好な疾患と考えられます。

● 難治化の予防と再発防止

予防と再発防止には、十分な治療(薬物療法以外も含む)を長期にわたって続ける必要があります。喘息の本質は気道の炎症のため、十分に炎症を抑えないと気道が障害され、気道組織に不可逆変化(リモデリング)が生じます。これが難治化の一因と考えられています。また、喘息は症状が数年くらいなくても完全に炎症が治まってないと再び発作を引き起こします。そのため、症状がなくなっても継続的な治療が必要なのです。つまり、症状ゼロの状態をいかに長く維持するかが、難治化の予防と再発防止には重要です。

● 小児喘息も症状ゼロが目標

症状ゼロが最初の目標です。発作が起きると、それ自体が気道を傷つけ炎症を悪化させます。気道自体は自己修復能力がありますが、修復能力にも限界があります。そのため、発作による気道の障害を減らすことが、気道の機能回復には重要です。つまり、発作をなくすことが最初の目標になります。言い換えれば、症状ゼロが最初の目標になります。

● 患児の日常生活の注意

発作を起こす原因物質(アレルゲン)に近づかないことです。スギ花粉症を例にとれば、スギ林の中では、たくさんの薬を使用しても症状が治まりませんが、スギ花粉がほとんど飛んでこない地域に行けば、薬なしでも症状は落ち着きます。つまりはアレルゲンからの

回避が重要です。埃がアレルゲンの場合は、埃っぽい場所(体育館の倉庫など)に近づかない、埃が舞うような掃除には参加しないかマスクをして参加するなどの対応が必要です。アレルゲンは一人ひとり異なりますので、詳しくは主治医と相談してみて下さい。アレルゲン以外で重要なものに、タバコの煙があります。治療・管理ガイドラインでは家族全員の禁煙を求めています。ほかには、風邪をひいたり天候の悪化時に発作が誘発されやすいため、風邪をひかないための規則正しい生活を送ることや、天候の変化(台風・気温の急変など)時に服装や冷暖房の調節に注意を払うことが推奨されています。

● 自立した自己管理ができるように

　まず、治したいという気持ちを患児にもたせることが大切です。乳幼児では自己管理が不可能なので、小学校高学年以上の患児を対象として考えてみます。あなたのお子さんは自分から勉強しますか？　勉強しないときどのように対応していますか？　勉強しなさいと口うるさくいうのは簡単ですが、子どもはその場は従ってもそれ以外の時間にはあまり勉強しません。本当に勉強させるには、なぜ勉強する必要があるのかを理解させ、自ら行動を起こさせる必要があります。喘息の治療も同じです。病気を治したくない子どもなんていません。その気持ちを大切にし、どうすればよいかを本人を中心に考えてあげて両親はサポートに回ってみて下さい。一緒に小児喘息の本を読むのも1つの方法です。最初のうちは、親からみて危なっかしいところも多々あると思いますが、我慢して様子をみるのも子どもの成長のために必要な親の役目と考えてみて下さい。

● 小児の気管支喘息における薬物の特性

　一般的に、成人の薬剤と比較して副作用の少ないものが多いようです。小児の薬剤で成人に使えないものはほとんどないのに対し、成人の薬剤で小児に使えないものはたくさんあります。小児喘息の半数以上が自然治癒することや、成長期への影響の解明に時間がかかるため、成人に比較してより安全な薬剤が使用されていると考えられます。

● アレルギーは全身の病気で、喘息・鼻炎・皮膚炎は関連疾患

　アレルギーとは、個々の物質に対する過剰な反応を指します。わかりやすくいえば、身体の中に細菌などが外部から侵入すると、それを排除しようというメカニズムが働きます。これを免疫と呼びます。しかし、スギ花粉症のように、もともとは体内に入ったスギ花粉の排除・除去を目的とした免疫反応が、過剰の鼻汁などにより鼻閉を引き起こしヒトにマイナスに働く場合もあります。このような場合をアレルギーといいます。このアレルギーが気道で起き発病した場合(特に小児)は気管支喘息になり、鼻に起きればアレルギー性鼻炎、皮膚に起きればアトピー性皮膚炎になると思えば理解しやすいと思います。つまり、アレルギーとは病名というよりは、体質に近い概念です。

Q&A

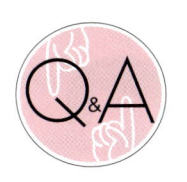

1 発作のときに使える薬を教えて下さい。

「β刺激薬（気管支拡張剤）、アミノフィリン、ステロイドなどです」

　小発作ではβ刺激薬の吸入、中発作ではアミノフィリンの点滴、大発作ではステロイド薬の静注が行われます。実際には、自宅でβ刺激薬を使用している場合もあるため、発作の大きさだけではなく自宅での治療内容を加味して治療薬剤は決められます。自宅の場合は、吸入気管支拡張剤があれば、前吸入より1〜2時間あければ追加可能です。即効性はありませんが、前投薬より8時間以上あいていれば、テオフィリン徐放薬や経口気管支拡張剤も使用できます。但し、吸入の場合で効果時間が3時間もたないときは病院を受診して下さい。

2 大人の吸入器は使えるのでしょうか？　子どもの吸入における留意点を教えて下さい。

「ジェット式や超音波式ネブライザーなら、薬用量を変えれば小児でも使用できます」

　ハンドネブライザーは、1回の量が決まっているため、必ずしも使用できるとは限りません。また、使用可能な場合でも、小児にはうまく吸入することが難しいようです。それは、吸入薬が一瞬で放出されるため、そのタイミングに合わせて息を吸わないとうまく吸入できないからです。吸入薬は、肺に到達して効果が認められるため、吸入をやったという事実ではなく、うまく吸入できたかどうかが重要になります。そのため、吸入補助具を用いて吸入効率を上げることが実際には行われています。

3 3歳の息子ですが、夜の咳や動いた後にひどくゼイゼイします。大人では吸入ステロイドを使ってよくなったと聞きますが、子どもにはどうでしょうか？

「まずはほかの薬剤を試して下さい」

　それでも多くの場合はよくなります。2002年度版の小児気管支喘息治療・管理ガイドラインでは吸入ステロイドの早期導入が以前に増して推奨されてきているのも事実です。しかし、5歳以下の場合は、その安全性に疑問が残る部分があるため最初に導入するというよりは、ほかの薬剤の効果が不十分な場合に使用されると考えた方がよいと思います。但し、週に1回以上発作がある場合は中等症持続型以上になり、吸入ステロイドの適応になります。

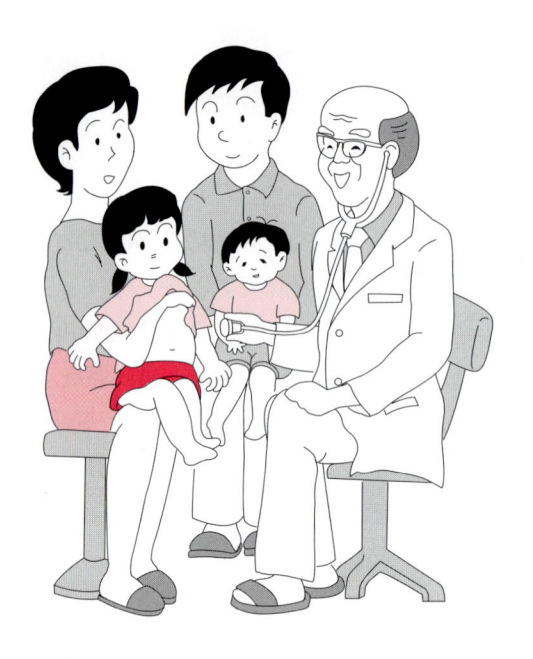

4 うちの子はまだうがいができません。吸入はさせない方がよいのでしょうか？

「吸入をさせるべきです」

　うがいということから吸入薬はステロイドと思われます。この薬剤を始める場合には、それなりの必要性があって開始したと考えられます。うがいを行う目的は、口腔内に残った薬剤を洗い流すためです。うがいができないなら口をゆすぐだけでもかなり違うと思います。

5 息子は専門医の治療のおかげで今ではほとんど発作は起きません。もう通院を止めてもよいでしょうか？

「しばらく、定期的に通院して下さい」

　治癒の基準として無治療・無症状が5年以上の場合と2002年度版小児気管支喘息治療・管理ガイドラインでは定められています。これは、数年間の症状がない人でも再発が認められるためだと考えられます。そのため、薬剤を中止した後も定期的に受診し、呼吸機能検査などを受けた方がよいと考えられます。再発の早期発見により、重症度が悪化する前に治療ができ成人への移行の危険性を減らすことができます。

6 小学校3年生の娘がこの春より喘息治療を受けています。薬は4種類（メプチンミニ®、テオドール®、抗アレルギー剤、インタール® 吸入）も1日で飲んでいます。薬による副作用が心配です。これから先も続けなければいけないのでしょうか？

「症状により薬剤も徐々に減り、なくなることもあります。しかし、逆に増える場合もあります」

喘息は症状がなくなったから治ったといえる病気ではありません。小児科医は、成人に移行させず治癒させる努力をしています。そのためには、1回1回の発作だけで判断するのではなく、長期的な計画に基づいて治療しています。また、小児で用いられる薬剤の多くは長期使用しても安全性の高い薬剤がほとんどです。そのことを踏まえ、成人に移行しないためにも、薬剤の副作用を心配するより完全に症状を抑え治癒にもっていくことを考えてみて下さい。

7 娘の喘息のことを小学校の先生に伝えておいた方がよいでしょうか？

「ぜひ伝えて下さい」

特に子ども同士では、病気のためにできないことを、『さぼっている』とか『ずるしている』と言われて、いじめの対象になることがあります。子ども同士で話すのではなく、先生の方から病気の話をしてもらい、できないことなどがあることを説明してもらった方が問題が少なくて済みます。そのためにも、何ができて何をしたらいけないのかよく担任の先生と話をしてみて下さい。必要なら、主治医と相談するのもよいでしょう。

8 学校の掃除当番や動物の世話係などはさせてもよいのでしょうか？

「掃除は、あまり埃が出ない拭き掃除などは可能です。動物の世話係はやらせない方がよいでしょう」

掃除の場合は、埃の多いところは避け、マスクをして行った方がよいと思います。動物の世話係は、亀など毛のない動物の場合は可能になる場合もありますので、主治医に相談してみて下さい。逆に、毛のある動物は飼育開始時にアレルギーがなくても、将来その動物にアレルギーをもつようになり発作を起こす可能性が高いので飼育係はやってはいけません。

9 小学生の子どもです。登校時の注意を教えて下さい。

「走らず、自分のペースで歩くことが重要です」

寒い朝の登校ではマスクをしたらどうでしょうか。これらは、運動誘発性喘息を減らす効果があります。特に集団登校では、上の学年に引率され早歩きになることがありますので注意が必要です。

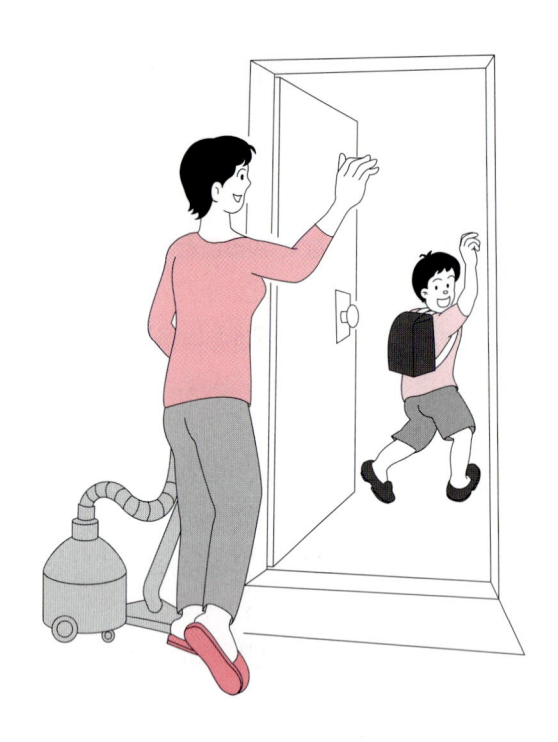

10 ごく軽い発作のときも学校は休ませた方がよいでしょうか？
「日常生活に問題がない程度の発作なら、登校させて下さい」

　悪化する可能性もありますが、怖がっていては何もできません。大人になったら、すべて1人でやらなくてはいけなくなるのですから。但し、悪化したらどのような対応をしたらよいかは、主治医とよく話し合っておく必要があります。そうすれば、学校の先生も安心して経過をみられるし、悪くなるようなら親に連絡するなどの適切な対応ができるようになります。さらに、主治医・学校関係者・両親との緊密な連絡体制をつくれば、よりしっかりした発作時のバックアップができると思います。

11 学校で発作を起こしたとき、本人や周りの人が適切な対応を取れるか心配です。
「1人で悩まずに周りの人を信頼し協力を依頼しましょう」

　親が24時間監視することは不可能です。いつかは子どもは親の手を離れて1人で生きていくものです。そのため、よく学校の担任や保健室の先生と相談し、発作の対処の仕方も説明して協力を依頼してみて下さい。もし不安が強いなら、これこれの状態になったら親に連絡を入れて下さいと話したらどうでしょうか。この世に100％安全なんてことはありません。多少不安でもそれを受け入れて子育てをするのが親の責務と思って頑張って下さい。

12 学校での吸入は恥ずかしく面倒なのでしていません。朝と夜だけでもよいのでしょうか？

「症状が落ち着いているならば、朝・夕でもよいと思います」

　ステロイド吸入では量の問題もありますので主治医に量を確認して変更してもらって下さい。また、気管支拡張剤吸入では、発作が起きているときには2回の吸入では不十分なことが多いため、3回以上必要になることがあります。発作の程度からどうしても3回必要なら、朝・学校帰宅後（午後4時頃）・就寝前にすれば学校での吸入がなくなるので、恥ずかしさは減るでしょう。

13 運動はしてもよいのでしょうか？　どのくらいの運動ならよいのでしょうか？

「運動は可能な限り制限はしない方がよいでしょう」

　適度な運動は肺の成熟を促します。一方、過度の運動は逆に発作を誘発します。このことを踏まえ、発作が起きる直前まで運動をすることが望ましいと考えます。但し、喘息発作が起きると気道が傷つき弱くなるため喘息発作が起きやすくなります。そのため、喘息発作後、1～2週間は激しい運動を避けた方がよいといわれています。これらのことを踏まえ、適切な運動量は喘息の重症度などにより一人ひとりで異なりますので、単純にここまでということはできません。主治医に相談するのが一番よいと思います。

14 学校行事：運動会への参加はどうしたらよいのでしょうか？

「発作がなければ参加させて下さい」

　気管支拡張剤やインタール® の吸入ができる場合は運動前に行うと発作が起きづらくなります。また、親も参加していることが多いので、悪化したときの対応を前もってよく主治医と相談して決めておいて下さい。もし、親が参加できない場合は、主治医や保健の先生と発作に対する対応を事前に話し合っておくことが重要です。

15 学校行事：体育の授業はどうしたらよいのでしょうか？

「発作がなければ参加させて下さい」

　運動により発作が起きたときには、休ませて様子をみてもらうよう体育の先生に話をしておいて下さい。多くの場合は、数十分後には徐々に回復していきます。もし、呼吸困難が増強し続けたり、2時間以内に軽快しないときは、運動誘発性喘息以外の可能性が高いため病院を受診するなどの適切な対応が必要になります。この発作の予防として、気管支拡張剤やインタール® を運動の15分前に吸入することが知られています。これで、2～3時間は運動誘発性喘息が起きづらくなります。また、発作などで体育を休んだ場合にほかの子どもたちから、さぼっているなどの声が出

るようなら、学校の先生から説明をしてもらうよう頼んでおいて下さい。このようなことを放置すると、いじめの原因になる可能性があるからです。

16 学校行事：遠足への参加はどうしたらよいのでしょうか？

「発作がなければ参加させて下さい」

但し、いつ発作が起きるかわからないので前もって遠足コースの確認と、起きたときの対応を引率の先生に説明しておいて下さい。発作が起きやすい場所に行く場合は、その場所の見学は中止させて下さい。歩くペースがあまりにも速いと発作が誘発される可能性があるため注意が必要です。また、発作時の対応薬がある場合は、それを持たせて下さい。

17 学校行事：修学旅行への参加はどうしたらよいのでしょうか？

「発作がなければ参加させて下さい」

多くは他の都道府県に行くため、発作が起きても主治医に診てもらうことはできません。そのため、発作で病院を受診したときのために、現在使用している薬剤の確認と病状を主治医に記録してもらいそれを持参させて下さい。もし可能であれば、発作時に受診できる医療機関を確認しておけばより安全に修学旅行ができると思います。

18 水泳がよいと聞きましたが、やらせた方がよいのでしょうか？

「可能ならやらせてみて下さい」

運動の中でも、水泳は最も発作の起きづらい運動の1つとして知られています。運動は肺の成熟を促す効果があります。そのため、発作が起きない状態で十分な運動をすることは重要です。そのため、陸上競技で発作が誘発される運動量でも水泳ではあまり誘発されないため、喘息の子どもにはよく水泳が勧められます。但し、嫌いな運動は喘息発作が誘発されやすいことも知られていますので、本人が水泳をやりたがらないのに無理にやらせるのは問題があります。

19 冬の寒い時期の運動のスキーやスケートはさせてもよいでしょうか？

「やらせてもよいと思います」

実際、喘息サマーキャンプ以外にウインターキャンプで、スキーなどが行われています。しかし、気温が低いときに運動のやり過ぎなどで口呼吸になると、冷気により気道が冷やされ発作が誘発されるため注意が必要です。この予防法としてマスクがあります。また、スキーではあまり活動範囲を広げると発作時の対応が不十分になりますので注意して下さい。現在、携帯電話の通じるスキー場もありますので、携帯電話を緊急時の連絡用に使用するのもよいと思います。

20 マラソン大会に息子は出るつもりです。本人はやる気満々なのですが、それまでに備えなければいけないことはどんなことでしょうか？

「適切な治療を継続的に続けておくことと、身体をマラソンができる状態に徐々にもっていくことです」

運動量を、徐々に上げていくとはじめは数百メートルしか走れなかった人が最後には数キロまで走ることが可能になります。この運動量増加のペースは個々によって異なります。そのため、マラソン大会までにほかの人と同じペースで走れるまでにならないこともあります。そのため、マラソン大会を無理して完走しようとするのではなく、自分のペースを守りながら走り、途中で発作が起きるようなら棄権する勇気をもつことです。特に、冬の朝方のマラソンは最も発作が起きやすいことが知られていますので、注意が必要です。

21 発作があるときの入浴はしてもよいのでしょうか？

「発作が軽ければかまいません」

但し、発作によっても入浴でも水分が失われますので脱水に注意する必要があります。そのため、入浴前後に十分な水分補給をしてみて下さい。但し、発作が持続して体力の落ちているときは、発作が軽くても入浴はかなりの体力を消耗しますので控えて下さい。また、風邪をひくと発作が増悪することが知られていますので、入浴後湯冷めなどしないよう十分注意を払って下さい。

22 インフルエンザの予防接種はしてもよいでしょうか？ 発作のある日はどうですか？

「可能な限り受けることを勧めます」

喘息の患者がインフルエンザにかかると健康な人より悪くなることが知られているからです。卵アレルギーがある場合は、予防接種前に皮内テストやスクラッチテストを受けて反応が出ないことを確認してもらった方が安全に予防接種を受けられると思います。発作の日は、予防接種の規定により受けることはできません。

23 喘息はどうして治らないのでしょうか？ 大人になったらよくなりますか？

「約7割は成人までに治ります」

しかし、どの喘息児が治癒するのか初期の段階で完全に判別することは不可能です。もし、治したいと思うのなら、まず完全に症状を抑えることです。そして、症状がなくなれば数年の単位で薬剤が減っていくと思います。さらに発作がなくなり薬剤がなくなっても、その後の定期的な経過観察を5年間は続けて下さい。2002年版小児気管支喘息治療・管理ガイドラインには、治癒の基準として無治療・無症状が5年以上の場合と定められています。約5年前の治癒基準の期間は数年間でした

が、実際数年間の症状がなく、過去の基準で治癒したと判断されたヒトの中にも再発が多く認められることが知られるようになり期間が5年間に変更になったと考えられます。つまり、自覚症状なし＝治癒と考えるのは間違いで、長期にわたる無症状期間つまり症状ゼロの期間をつくる必要があります。

24 **子どもの喘息症状が出始めたのは母子家庭で母親が働き始めてからです。ストレスも関与しているように思うのですが、主治医の先生からは「あまり気にせずに」と言われました。その点について教えて下さい。**

「症状が軽ければ、あまり気にしない方がよいと思います」

　心理的な因子、この場合はお母さんに側にいてほしいという訴えが発作という形で出てきたものと推察されます。そのため、発作を気にかけ過ぎると徐々に発作の症状がひどくなる可能性があります。しかし、注意しなければいけないのは、心理的な因子が原因と判明するまではほかの原因を除外する必要があることです。例えば、親が昼いなくなったために部屋に埃が増えて発作が増悪したとか、もともと中〜重症の気管支喘息なのに身体が発作に慣れていて自覚症状が乏しくて、心理的な因子が誘因となり発作が顕著化してきた場合などがあるからです。一度は、心理的な因子以外の原因はないか検索をして否定しておいた方がよいと思います。

参考文献

1) 日本小児アレルギー学会：小児気管支喘息治療・管理ガイドライン 2002. 古庄巻史, 西間三馨（監修）第1版, 協和企画, 東京, 2002.
2) 厚生省免疫・アレルギー研究班：喘息予防・管理ガイドライン 1998改訂版. 牧野荘平, 古庄巻史, 宮本昭正（監修）, 改訂第1版, 協和企画, 東京, 2000.
3) 吉原重美：気管支喘息；わかりやすい親への説明マニュアル III, 疾患の免疫. 小児科診療 65(11)：1944-1945, 2002.

8 身体のコンディショニングづくり

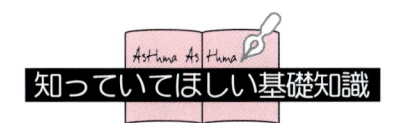

知っていてほしい基礎知識

　私たちは、平均すると1分間に15～18回、24時間で約2万回呼吸をしています。小さなお子さんはなんとその3倍の6万回呼吸をするのです。

　この呼吸を少し効率よく行うことで、体内が活発に動き、健康や若々しさが手に入るのです。また、運動を行う際にも呼吸がきちんとできていないと、効果も半減します。

　呼吸は面白いもので、意識をして大きな呼吸もできますし、何かに集中しているとき・睡眠中など意識しないときも呼吸ができています。あなたは、呼吸を意識していますか？きちんと正しい呼吸ができていますか？　正しい呼吸とは鼻呼吸と腹式（横隔膜）呼吸です。これが口呼吸や胸式呼吸なら、注意が必要です。

　ほ乳類で口呼吸ができるのは、人間だけだそうです。口呼吸ができたおかげで、複雑な発声ができ、言語が操れるようになったといわれます。ところが、よいことばかりではありません。

　元来、鼻は鼻毛や鼻の中の粘膜の働きにより、吸った空気に含まれる塵や雑菌を取り除く役目をもっています。特に、風邪などのウイルスは乾燥に強く湿気に弱いので、鼻の適度な湿気も加わってフィルター機能を発揮します。ところが口呼吸では、これらの機能が働かず、喉から直接、病原菌が入ってしまいます。その結果、風邪をひきやすくなったり、免疫力が落ちたりします。

　口で大きくいっぱい息を吸って下さい。どのくらい吸えますか？　次に鼻で吸っ下さい。口で吸うよりも長くどんどん吸えるような気がするはずです。これは、つまり、酸素をたくさん吸えるということです。人間の身体は、酸素なしでは生きていけません。酸素をたくさん吸うことは、脳細胞や手足の指先にまで新鮮な酸素を行き渡らせることにつながります。

● 息を吸うと、胸が膨らみますか？　お腹が膨らみますか？

　お腹が膨らむといっても、空気は肺に入ります。要は、どの筋肉を使って呼吸を行っているかということです。腹式呼吸は横隔膜を使って呼吸を行います。そして、横隔膜を使った方が肺が大きく膨らみ、より多くの空気が吸えるのです。

　鼻から息を吸って口すぼめで息を吐きましょう。口をすぼめて息を吐くと、気管支を開き溜まった空気を吐き出させてくれます。

　発作のときにも焦らずにゆっくり落ち着いた呼吸をしましょう。イライラしているとき

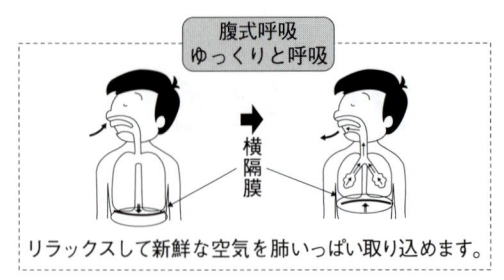

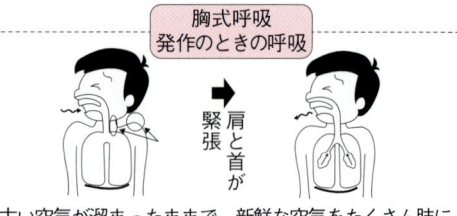

図 1. 胸式呼吸にしないための複式呼吸の練習のポイント
仰向けに寝ます。息を吸う、吐くに従ってお腹が膨らんだりへこんだりするか、息を吸い込んだとき、同時に胸が動いていないか（胸式呼吸になっていないか）をチェックしてあげましょう。

や、興奮した状態になると、呼吸が浅く速くなります。発作も同じです。このようなときは、大きくゆっくり腹式呼吸をして下さい（図1）。

● **胸郭は十分に働いてくれますか？**

　発作を繰り返していると胸の筋肉は硬くなってしまいます。素晴らしい運動選手の筋肉は普段は柔らかくしなやかです。力を発揮するときにしっかり収縮するためにはリラクゼーションが大事です。胸郭を緩め、張りをほぐす体操を日頃から心がけてください。日頃から発作が続いていると胸の張りが強く大きな呼吸がしづらくなります。こうなると胸

ASTHMA MEMO　呼吸コンディショニング法のためのビデオ 「呼吸筋ストレッチ体操」

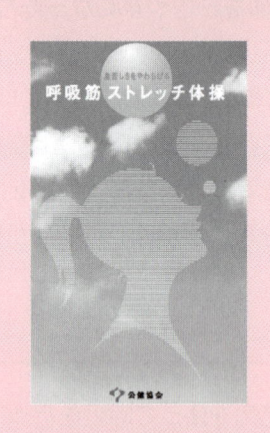

　このビデオで紹介されているのは、息苦しさを和らげるための呼吸筋のストレッチ体操です。呼吸に必要な筋肉（呼吸筋）をストレッチ（伸展）することで、呼吸筋の余計な緊張をほぐし、適度な刺激をを与え、呼吸コンディショニングを整えます。
　①激しい動きを伴ったり、広い場所を必要としない
　②いつでも、どこでも気軽に行うことができる
呼吸のリハビリテーションです。

　・監修…………本間生夫　昭和大学医学部教授
　・解説…………田中一正　昭和大学医学部助教授
　・指導…………柿崎藤泰　昭和大学付属豊洲病院リハビリ
　　　　　　　　　　　　　テーション部
　　　　　　　　永井　猛　昭和大学医学部第2生理学教室

・価格￥3,675（税込/配送料別途）
・お問い合わせ・お申込みはデザインスタジオK
　〒150-0036　東京都渋谷区南平台12-13 秀和南平台レジデンス505
　　TEL 03-3770-5628　FAX 03-3780-2658　E-mail dsk@vinet.or.jp

図 2. パターンの呼吸筋ストレッチ体操

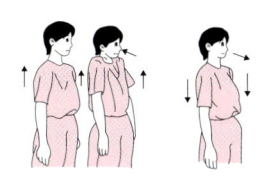

1. 肩の上げ下げ
息を鼻から吸いながら、両肩をゆっくりと上げてゆく。吸いきったら、口から息を吐きながら、肩の力を抜いて下ろしていく。

2. 手を胸に当てて胸の筋肉をストレッチ（吸気のストレッチ）
両手を胸の上部に当てて、息を吐く。次に、息を吸いながら首を後ろへ倒していき、もち上がる胸を手で押さえるようにして肘を引いていく。息を吸いきったら、首と肘をもとに戻して、楽に呼吸する。

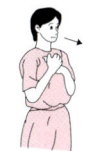

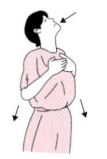

3. 両手を上へ伸ばして胸の筋肉をストレッチ（呼気のストレッチ）
頭に後ろで両手を組んで息を吸い、息を吐きながら両手を上へ伸ばしていく。息を吐ききったら、息を吸いながら両手をもとの姿勢に戻す。

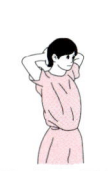

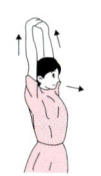

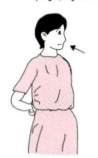

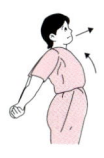

4. 背中を丸めて、背中の筋肉をストレッチ（吸気のストレッチ）
胸の前で両手を組み、この姿勢で息を吐く、次に息を吸いながら胸を前へ伸ばし背中を丸めていく。そのままの姿勢で十分息を吸う。次に、ゆっくりと息を吐きながら、手と背中をもとに戻していく。

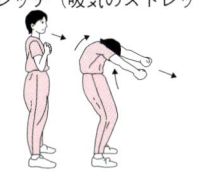

5. 身体をひねって脇腹をストレッチ（呼気のストレッチ）
一方の手を頭の後ろに当て、反対の手を腰に当てて、鼻から息を吸う。吸いきったら、息を吐きながら、頭にあてた側の肘を持ち上げるように体を伸ばす、吐ききったら、身体をもとの姿勢に戻し、楽に呼吸する。次に手を逆にして、逆の向きへ繰り返す。

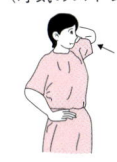

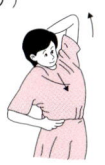

6. 下胸〜腹のストレッチ（呼気のストレッチ）
両手を後ろで腰の高さで組み息を吸う、ゆっくり息を吐きながら組んだ両手を腰から離し、下胸・腹を張るように伸ばす。吐ききったらもとの姿勢に戻す。

郭の筋肉は十分に吸ったり吐いたりしているという信号を送れなくなり脳は息苦しさを感じます。このときは何も酸素が足りないわけではないのです。酸素が十分足りていても息苦しくなってしまう場合があります。普段から発作を軽減し、なおかつ胸郭を柔らかく動きよくしておくことが大切です。

この解決方法として1つの体操法である呼吸筋ストレッチ体操（図2）をご紹介します。指導用に発売されているインストラクタービデオ（メモ「呼吸コンディショニング法のためのビデオ」参照）などを使い、日々継続して行って下さい。

● 喘息とスポーツ

基本的には喘息コントロールが達成されていなければ運動誘発性喘息の予防は奏功しません。また、喘息患者であるスポーツ選手はすべて、憎悪時のための喘息対応プランをもっているはずです。競技スポーツではその治療に関する薬剤の承認が必要です。

1. 競技スポーツで承認されている薬剤

DSCG（インタール®）、吸収（鼻用含）ステロイド、ロイコトリエン受容体拮抗薬、臭化イプラトロピウム、テオフィリン、抗ヒスタミン薬

2. 届け出の必要な薬剤（競技前に必ず）

 吸入β刺激薬（競技によって種類は異なる）。本剤は興奮剤とみなされている。

3. 禁止されている薬剤

 経口および注射用糖質コルチコステロイド薬、経口および注射用β刺激薬(蛋白同化剤に分類される)。

 このほかに市販の風邪薬にも注意が必要です。

Q&A

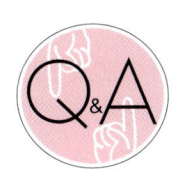

1. 苦しいときに酸素を吸ってもいいですか？

「息苦しいというのは単に酸素が足りなくて起こる問題ではありません」

　もちろん喘息発作によって気道狭窄が強く、酸素が足りない場合もありますので発作時の苦しいときに酸素を吸って頂く治療も行われます。この場合は酸素吸入とともに気管支拡張剤の吸入やステロイドの内服・注射による治療を行い、換気のできる状態を取り戻します。息苦しいときにはピークフロー値はどうですか、下がっていませんか。気管支拡張剤の早期治療の適応です。呼吸困難という感覚は単に酸素不足だけで起こっているわけではありません。息ができない感じでも息苦しさとして感じてしまいます。酸素不足（呼吸不全）でない状態では酸素吸入は必要ありません。息を吸ったり吐いたりするときに胸郭が十分に伸び縮みをすると呼吸中枢（頭の中にあります）からの吸いなさい吐きなさいの指示と一致し、感覚として呼吸できていると感じ苦しくなりません。

　喘息発作の状態になくピークフロー値もグリーンゾーンにあるような場合は胸郭の過緊張により胸郭の呼吸筋筋紡錘からの刺激と呼吸中枢からの吸う吐くのリズム刺激が合わずミスマッチが起こるために、呼吸困難感が生じると考えられています。いわゆる息苦しい感覚です。この場合は胸郭の過緊張が原因であることから、胸郭リラクゼーション法として呼吸筋ストレッチ体操を行って下さい。

2. 適度な運動は喘息によいと聞きました。どんな運動がよいのですか？

「喘息だからといって発作の持続がないときには制限されるものはありません」

　運動誘発性喘息という発作の起こり方があります（37頁参照）。運動による過換気状態は気道の反応性を亢進させ喘息発作を誘発します。日頃から運動をされていない方は少し歩いただけでもハァハァしてしまうことは健康な人でも経験されることです。急に息の切れるような運動をしたり、全速力で走ったりはよくありません。毎日できる限り発作の出ない条件での運動を続けると、同じ運動量では発作が出なくなり、より強い運動ができるようになります。但し、発作の出現は自分の身体のコンディションにもよります。ゼイゼイして調子の悪いときにはいつもならこなせる買い物程度でも荷物が増えると苦しくなることもあります。普段から喘息発作のない状態をつくりながら、生活習慣病のコントロールのために行う時間を決めた歩行（約1時間の歩行）や軽いジョキング、水泳などを無理なく行うことをお勧めします。

　運動として身体を動かすならば、水泳が一番発作を起こし難く、よいようです。最も起こしやすい運動はランニングです。しかし、ランニングでも耐えうる運動量を徐々に増やしていくことが可能です。冬場は空気も乾燥し、冷気を吸い込むので

発作が起きやすくなります。水泳は湿度も高い状態で呼吸ができるのでよいのですが、時に温泉で経験することがあるように、塩素の臭いなどで発作が誘発されることがあります。自分に環境が合っているかのチェックは忘れずに。

③ 喘息治療としての運動療法には何をすればよいのでしょうか？

「薬物治療には発作をコントロールする薬物、発作を鎮めてくれる薬物があります。運動による療法を考えますと、1つは身体を丈夫にすること、もう1つは上手な呼吸をして気管支の狭窄を和らげること、さらに最近行われている吸入薬による治療をよりスムーズに行えるように呼吸のコンディションを整えておくことだと考えます」

身体を丈夫にする運動のためには、運動できる能力を鍛えてあげなくてはいけません。子どもの頃は、誘発性喘息を起こさないようにと本人も周りの人も運動を避けがちになります。少しの量から少しずつ始め、できる量をこなせるようになったらステップアップで長く続けることが大事です。発作が出たり出そうな場合には、無理をせず休みながらでも続けましょう。マラソンも42.195kmの始まりは一歩からです。高温高湿条件での運動は発作を起こしにくく水泳が適しています。どのような運動でもハァハァしない程度から適していけば必ずできるようになります。

治療を兼ねる上手な呼吸法は口すぼめ呼吸です。息を鼻で吸って口から吐きます。吐くときに口元をすぼめほっぺたに吐く息を当てゆっくりと息を吐き出します。庭に水やりをするときに水道につながったゴムホースの先を指で狭くすると、水は勢いよく遠くへ飛びます。このときゴムホースはどうなっているでしょうか。蛇口から指先までのゴムホースの筒は少し膨らんでいるはずです。口元をすぼめて息を吐くと丁度、気管支がこのゴムホースのように膨らみ、肺から押し出される息が通りやすくなります。いわば自然の気管支拡張治療というわけです。これと合わせて上手に横隔膜を使って息を吐き出すようにして下さい。お腹から息を吐き出す感じです。

吸入治療が上手にでき、息を吸ったり吐いたりが楽にできるように、日頃から胸郭を柔軟に動かせるようにほぐれる体操をしておくことが大事です。呼吸を楽にする体操として考案された呼吸筋ストレッチ体操を続けますと、喘息管理に欠かせないピークフロー値の測定結果で35 l/minも値が上がることがわかりました。

胸郭のリラクゼーションがなされると息をゆっくり大きく吸うことができるようになりますので、吸入療法も落ち着いてできるようになり、胸郭の柔軟性によって吸入薬の散布がより効果的になります。

④ 糖尿病もあるので歩かなければいけないのですが、喘息が出るとなかなか歩けません。どのような歩き方をすればよいのでしょうか？

「走らず、ゆっくり自分のペースで歩くことが大事です」

喘息発作を起こさないように日頃から糖尿病への副作用の心配のない吸入ステロイドの治療を続け、ピークフローなどが少し落ちているような場合は、β刺激薬の吸入やインタール® などを運動前に使用し、安定した状態にして歩行運動を行って下さい。

日頃から自分の散歩コースを考え、途中に座って休めるベンチなどのあるコースを選んでおきましょう。また途中に坂道など荷重のかかる場所は避けて散歩するようにして下さい。

5 歩行中息切れがして困っています。

「現在の治療が十分に効果を出していない可能性もあります」

十分量の治療薬を併用し、発作のない状況をつくり出す必要があります。吸入ステロイドの併用により発作予防をしながら、労作前にはβ刺激薬の吸入も併用する場合もあります。経口ステロイドの使用も時として必要かも知れませんが、十分なコントロールをします。既に十分量の治療薬を続けていらっしゃる場合には、喘息状態が長く続くことにより胸部の呼吸筋緊張が持続したため、呼吸筋疲労となり胸郭可動域が低下しており、十分な換気運動が得られなかったり、呼吸困難感が出ている可能性もあります。呼吸コンディショニングを取り戻すよう胸郭柔軟性を戻す呼吸筋ストレッチ体操やリラクゼーションを行いながら歩行をしていきましょう。

6 喘息患者がしてはいけないスポーツはありますか？

「ありません」

運動はすべて十分な準備をして行いましょう。

喘息管理プランに従い喘息をコントロールしている人は通常あらゆるスポーツや活動に活発に参加することができます。普通以上に激しく長時間の活動―長時間のランニング、バスケットボール、およびサッカーなどは喘息の症状や発作を誘発しやすいものです。しかし、重症の喘息患者であるオリンピックメダリストは、喘息

ASTHMA MEMO

公健協会にはすぐに役立つ情報が充実 公健協会では喘息の仕組みや予防、対処法などの知りたい情報を、各種パンフレットやビデオなどで提供しています。また、ホームページには「ぜん息などの情報館」が設けられ、喘息の最新情報が随時掲載されているほか、詳細情報に関連したリンク先も充実しています。

詳しい問い合わせは

公健協会 管理課企画情報係まで

　TEL 044-520-9564　FAX 044-520-2134

　http://www.kouken.or.jp

をうまく管理すればそのような活動が可能であることを証明しました。
　喘息の症状を起こしているとき、または最近に起きた喘息発作から回復しつつあるときには、運動の種類、継続時間、および/または回数を一時的に変更して症状の再発する危険性を少なくします。

考慮すべきこと

・十分なウォームアップとクールダウンの時間をとること。このことは運動誘発性喘息の予防または症状軽減に効果的。
・なんらかの制限の種類や期間については、医師と相談すること。
・現在症状がある人、または喘息発作から回復したばかりの人は、新たな喘息の問題が加わる危険性が一層高いことに留意する。特別な注意を払うこと。喘息症状を観察し、ピークフローを使用していればその値をチェックする。
・潜在的アレルゲンや刺激原、例えば最近草を刈った一画や貼り直した体育館の床がないか周囲を調べる。なんらかのアレルゲンまたは刺激原があれば、一時的な場所の変更を考慮する。
・必要に応じて運動を変更し適度なレベルで参加できるようにする。例えば、ランニングを予定している場合、全距離を歩いたり、一部だけ走ったり、走りと歩きを交互にする。

7　登山をしたいのですが、標高が高い土地、空気の薄い場所は大丈夫でしょうか？

　「気圧が下がると酸素分圧が低くなりますから高いところでは空気が薄くなります。とはいえ富士山級の頂上を縦走するような登山でなければ、登山の準備とともに発作時の治療薬の準備を忘れずにしましょう」
　気候や気温の変化が大きく、また発作時に対応して救助してくれる環境・体制も周りにはありません。ですから前もっての準備こそが救急治療になります。

8　喘息には水泳がよいと聞きますが本当ですか？

　「本当です」
　水泳は運動誘発性気管支喘息を起こしにくい代表的な運動です。おそらく加湿効果があるため気道の乾燥を予防できるのでしょう。水泳訓練により喘息の管理もよくなり、相乗効果により水泳選手になる喘息患者もいます。アトランタオリンピックの女子水泳のゴールドメダリストは喘息患者で、表彰式のあと、病院で点滴の治療を受けたそうです。

⑨ ペットと一緒の散歩はいけませんか？

「どうぞ行って下さい」

但しペットのイヌなどに引かれたり走らされてしまってはいけません。発作のないよいコンディションのときには喘息のない方と同じでかまいませんが、寒い日や体調の心配なときはピークフローのチェックをしてコンディションを整えておく必要があります。どの運動でもこれは同じです。

⑩ 身体を鍛えれば喘息は克服できるのでしょうか？

「喘息は鍛えても治りませんが、身体のコンディションがよくなれば発作が出にくくなります」

治るという考え方の問題ですが、喘息という因子をもった人は健常な人より環境因子などに過剰に反応してしまう体質をもっています。この反応は特殊なもので誰でもがもっているわけではありませんから、この因子はあなたからはなくなりません。ということは何かの身体の都合でまた反応が始まる可能性が残されます。しかし、喘息を克服した多くの人たちの場合には、身体のコンディションが落ち着いていれば、発作が再発することはありません。治ったということを発作が出ないことと考えるか、二度と発作の出ない身体になったと考えるかの違いですが、この違いにより発作が出なければ放っておいてもよいと考えるか、次の発作が出ないようにコントロールを目的として治療を続けるかの治療姿勢が変わってきます。ではどのように鍛えればコンディションがよく、発作が出にくくなるのでしょうか。

1つは、喘息発作を起こさないように体調管理をすることです。喘息発作を起こさないためにはコントローラーである吸入ステロイド薬を十分に使用します。

発作の起こらない状態を続けながら、運動できる能力（運動耐容能）を上げるように適量の運動を続けていきます。運動量は少しずつ始め、できる量をこなせるようになったらステップアップで長く続けることが大事です。発作が出たり出そうな場合には、無理をせず休みながらでも続けましょう。高温高湿条件での運動は発作を起こしにくく水泳が適しています。自分の体力に合った運動を続けて行うことにより運動耐容能が上がり、体調もよくなります。

9 お医者さんへのかかり方

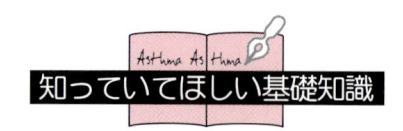

知っていてほしい基礎知識

● 喘息は専門医に診てもらうべきか？

　喘息が慢性の病気であるということはご存知だと思います。成人の喘息が完全に治ってしまうことは稀です。喘息は治療および日常管理により発作が出ないようにコントロールしてゆくべき疾患であることを正しく認識して下さい。

　風邪のような急性の疾患とは異なり、喘息は、発作のときだけではなく非発作時においても継続的な治療が必要です。この10年間の薬物療法の進歩によって、喘息のコントロールのレベルは大きく向上しました。しかし、この進歩を享受せず低いコントロールのレベルに甘んじている患者さんも少なくありません。また、以前よりも減ったとはいえ、年間数千人の喘息死が発生しています。

MEMO　かかりつけ医が専門医への紹介を考慮する条件

1. 重篤な喘息発作を繰り返し、救急外来受診、救急入院を繰り返す場合
2. 3～6ヵ月経過しても十分に喘息症状をコントロールできない場合
3. 症状が典型的でなく、鑑別を要する場合
4. 困難な合併症を伴う場合（例：副鼻腔炎、鼻ポリープ、アレルギー性気管支肺アスペルギルス症（ABPA）、胃食道逆流、COPD合併、心身医学的問題など）
5. さらに試験・検査が必要な場合（アレルゲンテスト、さらに呼吸機能測定、誘発試験、気管支鏡検査など）
6. さらに患者の教育が必要な場合（アレルゲン回避、ピークフローモニタリング、吸入法など）
7. 免疫療法が必要な場合
8. 重症患者：経口ステロイド薬長期投与が必要な場合、高用量ステロイド薬長期吸入が必要な場合、経口ステロイド薬高用量短期投与を年に2回以上必要とする場合。一般に成人喘息では、薬物による長期管理のステップ4。ステップ3は症例により考慮する。
9. 職業喘息、アスピリン喘息、食物アレルギーなど特殊な原因によると思われる場合

（文献1）より引用）

このような状況を改善するため、厚生労働省の依頼により専門家たちによって「喘息予防・管理ガイドライン[1]」が作成され2003年改訂第2版[10]が出されました。このガイドラインは医師を対象としたもので、医療現場において広く普及しつつあります。かかりつけの医療機関でこのガイドラインに準拠した治療を受けることができれば、必ずしも専門医による日常診療を必要としないはずです。しかし、現実には喘息の病態は複雑であり、患者さんの環境もさまざまですから、常に個別の要件を勘案しながらの治療が必要になります。もし継続的な治療を受け、日常管理もきちんとできているにもかかわらず喘息のコントロールがうまくいっていない場合は、かかりつけ医（主治医）との相談のうえ、専門医に紹介してもらうことも考慮の対象となります（メモ「かかりつけ医が専門医への紹介を考慮する条件」参照）。

● **喘息日誌は何のため？**

喘息は慢性の病気であるということを思い出して下さい。

いくつかの喘息日誌の基本形が呈示されています（図1）が、ここで継続的に日誌をつけるということの意義について考えてみることにしましょう。

喘息という病気は可逆性の気道狭窄を特徴としているため、発作時と非発作時の差が大きいというのはご存じのとおりです。このため、あるワンポイントの診察だけで患者さんの状態を見抜いて最適の治療を施すということは、どのような名医にも困難なことです。喘息の長期管理における薬物療法は、重症度に対応して段階的に決めるというのが基本であり、現行の治療に対してどのような反応を示しているかによりステップアップ、ステップダウンといった判断が下されるわけです。

すなわち治療方針の決定に際して重要になるのは「最近の重症度」ということですが、

ASTHMA MEMO　**アレルギー専門医**　アレルギー疾患（喘息、アレルギー性鼻炎、アレルギー性結膜炎、アトピー性皮膚炎、その他）は病気のメカニズムに共通点があり、1人の患者さんが複数の疾患を併せ持っていることも稀ではありません。さらに治療や、日常生活上の注意（アレルゲン回避、禁煙など）にも共通点が多数あります。このような点から、臓器（部位）別ではなくアレルギーという病態の理解に基づいた横断的な診療ができる専門家の存在が必要であるという認識に基づき、数年前よりアレルギー科という診療科名の標榜ができるようになりました。しかし、現在のところ標榜は自由ですので、患者さんにとって専門的知識を有する医師を探すためには、標榜の有無以外の情報も必要になります。

日本アレルギー協会から、喘息を含めたアレルギー疾患の「患者相談協力認定医・専門医名簿[2]」が発行されていますので参考にされるとよいでしょう。認定医・専門医は日本アレルギー学会ホームページでも検索可能です[5]。

記入例

*:診察をうけた日に○をしてください。

月 日(曜日)	8月1日(月) 朝昼夕夜	8月2日(火) 朝昼夕夜	8月3日(水) 朝昼夕夜	8月4日(木) 朝昼夕夜	8月5日(金) 朝昼夕夜	8月6日(土) 朝昼夕夜
区 分						
喘息の症状 A 大発作						
B 中発作	○					
C 小発作			○	○		
D1 ゼーゼー/ヒューヒュー	○ ○○ ○	○	○○	○		
D2 胸苦しい	○	○	○○		○○	
N 症状なし	○			○○	○○	○○○○
せき E1 強い		○		○		
E2 弱い		○ ○		○		
ない	○○○		○○○		○○○○	○○○○
たん 量	多・少・無	多・少・無	多・少・無	多・少・無	多・少・無	多・少・無
切れ	悪い・良い	悪い・良い	悪い・良い	悪い・良い	悪い・良い	悪い・良い
日常生活 全くできなかった						
あまりできなかった		○				
ほぼできた	○		○			
普通にできた				○	○	○
夜間睡眠 息苦しくて全く眠れなかった		○				
息苦しくてあまり眠れなかった			○			
息苦しかったが眠れた	○			○		
安眠できた					○	○
その他の症状 くしゃみ				○		
はなみず				○		
はなづまり		○				
かぜの症状		○○○○				
発 熱		○ ○				
頭 痛		○○				
息切れ	○	○	○○	○		
ピークフロー注)(PEF)値L/min(最高値を記入してください) 起床時	420	390	360	380	410	460
昼間	450	410	370	400	430	460
夕方	430	380	370	420	470	490
就寝前	400	350	380	420	440	450
内服 テオドール(200mg)錠・カプセル	1/1/1	1/1/1	1/1/1	1/1/1	1/1/1	1/1/1
錠・カプセル						
錠・カプセル						
錠・カプセル						
錠・カプセル						
吸入 ベコタイド50 パフ	1 1 1 2	2 2 2 2	2 2 1 2	2 2 2 2	2 2 2 2	2 2 2 2
サルタノール パフ	2 2 2	2 2	2 2			
パフ						
注射 ネオフィリン(静注)			①			
減感作,その他:						
備考 喘息の症状を起こした原因や誘因を記入してください。	外来診察 かぜ気味?	近くの病院で注射	疲れ			

注) 必ず薬を飲む前、薬を吸入する前に測定してください。

図1. 喘息日誌の記入例 (グラクソ・スミスクライン社パンフレットより)

- 自己標準値 〔 594 L/min〕
- 今週の最高値 〔 520 L/min〕
- これまでの最高値 〔 560 L/min〕

月日	8/1	8/2	8/3	8/4	8/5	8/6	8/7
天候	雨	くもり	くもり	はれ	はれ	はれ	くもり
時間	朝昼夕夜	朝昼夕夜	朝昼夕夜	朝昼夕夜	朝昼夕夜	朝昼夕夜	朝昼夕夜

9・お医者さんへのかかり方

8月7日(日)

朝	昼	夕	夜	1週間の合計		通信欄
				0		患者さんから担当医へ:
				1		
				2		吸入は
				6		このままで
				6		よいでしょうか？
○	○	○	○	13		
				2		
				5		
○	○	○	○	21		
多・少・無					1週間の回数	
悪い・良い						
				0		
				1		
				2		
	○			4		
				1		
				1		
				2		
○				3		
				1		
				1		
				1		
				4		
				2		
				2		
				0		
				0		担当医から患者さんへ:
				6		
470					平均/週	ベコタイドの
500						吸入は、このまま
520						続けて下さい。
500						
1	1	1		21	錠・カプセル数/週	
2	2	2	2	52	パフ数/週	
				14		
				1	回数/週	
				1		
調子よい						

診察の際にこの1ヵ月間の、発作、咳、痰、日常生活への支障、睡眠の障害、服薬状況（薬の飲み忘れ）、発作を改善するための治療（吸入、頓服、貼付剤）、救急受診など、喘息の状態についての詳細を、口頭でもれなく短時間に医師に報告することは不可能だと思われます。また、喘息の状態の変化に付随した、天候の変化、感冒の罹患、普段と異なった生活上の出来事などを説明するとなるとやはり、きちんとした様式に則った記録がなくては不可能でしょう。

　また、日誌をつけるということは医師に説明する際に役立つのみならず、患者さんが自分自身の喘息について、日常生活の中のどのような事柄に関連して起きやすいか、長期管理薬の吸入や内服がきちんとできているかといった、自己管理に対する評価を客観的に行なう材料になります。

　さらに、必要に応じてかかりつけ医以外の診療を受ける際（救急受診、セカンドオピニオン＝後述、その他）には、極めて有用な診療情報になります。

　喘息日誌はこのように長期管理においてたいへん有用な手段ですので、医師からつけるように勧められたら、面倒がらずにぜひ実行して下さい。

● 「かかりつけ医」をもとう

　喘息は慢性の病気であるということを忘れないで下さい。

　日本の保険医療制度は「フリーアクセス」といって、基本的には健康保険証を呈示し、一部負担金を支払えば自分が望む医療機関で診療を受けることが可能です（そうでない国もあります。メモ「フリーアクセスについて」参照）。しかし、フリーアクセスだからといって、発作が起きる度にあちこちの医療機関を転々と受診して診療を受けていたのでは、本当の治療効果は期待できません。

　慢性疾患である喘息の治療は、発作のときのみならず、非発作時の管理もきちんと行ってこそ本当の効果が出ることを他の項で述べましたが、このために継続的な信頼関係を患者さんと医師の間に築きあげることはたいへん重要なことです。まずは、フリーアクセス

MEMO　フリーアクセスについて　例えば、イギリスでは公的な保険医療「NHS（National Health Service）」を受けようとした場合、「GP（General Practitioners）」と呼ばれるシステムに登録しなければなりません。このシステムに登録すると、最初に診察を受けられる医師は決められてしまい、自分で選ぶことはできません。最初に受診した医師（家庭医）で対応が困難だった場合、家庭医からの紹介によって医療機関を移る必要があります。

　このような時間のロスを省き、最初から専門性の高い医療機関で診療を受けたい場合は、民営の医療保険を利用することになりますが、そのための費用は自己で負担する必要があります。

の特典を生かして、適切な治療、日常管理のアドバイス、発作時の対応などの知識を提供してくれる医師を探すことが第一です。

どのような医師がよいかというのは一概にいえませんが、必要に応じて喘息日誌やピークフローを使用し、重症度と治療内容の関係について説明をしてくれる医師であれば「喘息予防・管理ガイドライン[1]」に準拠した診療を実践していると考えられます。このような医師が通院できる範囲にみつかったら継続して診療を受けることが大切です。診察の際には、あまり遠慮し過ぎずに自分の言葉で自分の状態や希望を表現して下さい（例：発作は出ないが階段を昇ると息が切れる、明け方になると咳が出て目が覚める、薬を飲むと手が震える、1日1回の服薬で済むようにしてほしい、なるべく費用が安く済むようにしてほしい、ピークフローを使って自己管理したい、など）。すべてに対応が可能とは限りませんが、治療を継続しやすい状況を構築するためには、喘息の重症度に対する認識、患者さんの負担に対する認識など、相互で一致していることが大切だからです。

このような関係を築きあげることができて、きちんと通院治療をしているにもかかわらず喘息のコントロールがよくならないときには、専門医に紹介してもらうことが必要になります。この場合でも今までの喘息の重症度、治療の状況、禁忌薬剤など重要なことはかかりつけ医が把握していますので、紹介状を頼むとよいでしょう。紹介状と喘息日誌を呈示し、専門医で治療を受けてコントロールがつけば、再びもとのかかりつけ医に逆紹介され、その後の治療を受けることも可能です（メモ「喘息の病診連携」参照）。

● 近くの「かかりつけ医」、遠くの専門医、どちらで喘息を診てもらうべきか

喘息の重症度、特殊な治療や検査の必要性によっては、両方の先生に相談することがあってもよいと思います。

受診しやすい「かかりつけ医」をもつことは、継続的な治療を確実に行うために重要です。また小さなトラブル（風邪などの感染症や、季節、環境の変化、ストレスなどに伴う小悪化）が大きな発作につながらないようにするためにも早めに受診して相談できる関係をつくっておくことが望ましいといえます。もちろんピークフローモニタリングによる自己管理に習熟し、手持ちの発作治療薬で発作に対応することができる場合、安全な範囲内において自宅で迅速かつ適切な処置を行うのは大切なことです（どの程度の発作になったら受診すべきかあらかじめ指示を受けておく必要がありますが）。しかし、その範囲を超えて悪化したとき、相談できる医療機関がないために「受診の遅れ―喘息死」という事態に至るようなことは絶対に避けなくてはなりません。

一方、「喘息は専門医に診てもらうべきか？」の項で述べたように、「かかりつけ医」による治療によって良好なコントロールが得られないときには、喘息専門の医療機関への受診が必要になります。喘息の病態が特殊なものである場合、困難な合併症を伴っている場合、喘息と症状が似たほかの疾患と鑑別を要する場合は専門医療機関にて検査を受けることをお勧めします。詳しい診断により、今の治療内容をより安全かつ効果的なものにでき

る可能性は高いのです。

　重症度が高い場合、特殊な治療法が必要な場合には専門医による治療を継続しなくてはなりませんが、風邪などの場合に専門医まで行かなくても地域の医療機関で診療を受けることは可能でしょう。但し、患者さんによって使用できない薬（アスピリン喘息における解熱鎮痛剤、使用中の喘息薬との配合禁忌など）もありますので、あらかじめ専門医の指示をもらっておく必要があります（メモ「喘息の病診連携」参照）。

●セカンドオピニオンを求めたいときは

　セカンドオピニオンというのは、患者さんのかかっている病気の診断および治療法の選択について、ほかの医療機関の判断を受けるという事柄を指します。

　患者さんには自分がどのような医療を受けるかについての自己決定権がありますが、自

ASTHMA MEMO　喘息の病診連携　病診連携というのは、地域における基幹病院と診療所が各々の特長を生かし、欠点を補いながら協力して、患者さんの利益を図るためのものです。喘息の診療においてどのような病診連携が望ましいか考えてみましょう。

　喘息発作が365日24時間いつでも起きる可能性があるのに対して、かかりつけ医が100％対応可能とは限りません。深夜に悪化してきたのを翌朝まで我慢していて、受診の遅れによる喘息死という最悪の結果を招いてはたいへんです。このようなときに、かかりつけ医から緊急時に受診すべき救急病院を指定しておいてもらうと安心です。こういったシチュエーションで患者さんがもっていると便利なのが「喘息カード」です。カードには氏名、生年月日、かかりつけ医院名などのほか、喘息の病型、重症度、使用している薬剤、発作の際の処置内容、禁忌薬剤、アスピリン喘息の有無などの情報が医師によって記入されます。救急受診時に患者さんがこのカードを呈示すれば、救急現場の医師にとって安全かつ効果的な治療の選択が容易になります。

　岐阜県西濃地域（1市5郡、人口約39万人）では、喘息死を防止する目的で、救急対応が可能な基幹病院と地域の無床診療所の間で共通のカードをつくって利用しています。この共通カードを発行している母体は「西濃喘息研究会」といって、地域の病院や診療所の医師、薬剤師、看護師、救急救命士などからなる組織です。かかりつけ医からカードをもらった患者さんは患者登録され、必要な際には救急病院で発作治療を受けられます。また、カードを持参して救急受診した患者さんは、受診時の状態や処置の内容などを記載した「救急受診記録」とともにかかりつけ医に戻され、発作が軽快してからはもとどおりの診療を受けることができるというシステムです。

　また救急の場合のみならず、専門病院でしか実施できない特殊な検査や治療法が必要になったとき、セカンドオピニオンを求めたくなったときなど、「病診連携」の態勢があればスムーズに物事が運ぶでしょう。専門分化が進むにつれ、各分野において連携態勢の重要性が高まっていると考えられます。

己決定のためには医療機関側から正しいインフォームド・コンセントがなされていることが必要です。しかし、自己決定に際してなお説明内容が正しかったかどうか不安になったり、そうでなくても第三者の意見を聞いて安心しておきたいという気持ちになったりすることはあるでしょう。そのようなときにセカンドオピニオンは有用な手段になります。

医師には患者さんの求めに応じて診療情報を提供する義務がありますから、患者さんはセカンドオピニオンを求めたいとき、主治医（かかりつけ医）にストレートにその旨を告げれば、より専門性が高く公平な意見を提供してくれる医療機関に紹介してもらえるはずです（実際、セカンドオピニオンにより患者さんによく納得してもらって、効果的かつ継続的な治療をしてゆきたいと考えている医師は多いと思います）。しかし現場においては、患者さんが主治医に対して気兼ねして言い出せなかったり、ほかの医療機関まで出向くのがたいへんに感じられたりして、結局不安を残したまま自己決定せざるを得ないということになりがちです。このような問題があるため、たいへん合理的な考え方であるにもかかわらず、セカンドオピニオンはまだ一般的になっているとはいえません。

主治医の紹介なしにほかの医療機関のセカンドオピニオンを求めることには、いくつかの問題があります。医学的な情報、つまり今までの病気の経過、検査成績、重症度と治療内容、治療に対する効果の判定などが正確に伝達されなかった場合、セカンドオピニオンを求められた医師が情報不足で困ってしまう可能性が高いのです。検査をすべてやり直すとなると、患者さんにとって費用の点、肉体的な苦痛といった点で大きな損失が生じます（また、検査成績は過去のデータと比較できなければ価値が半減します）。

このような理由で、患者さんがセカンドオピニオンを強く希望するのであれば、やはり主治医に相談すべきだと考えます。しかし喘息の分野においては、今受けている治療が科学的に正しく、現在の医学水準を満たしているかどうかとりあえず確認したいというのが

ASTHMA MEMO　　EBMとガイドライン　EBM(Evidence-Based Medicine)とは、科学的な証拠に基づいた医療という意味です。医療の現場において、医師が患者さんの病気に対する治療方針を決定する場合どのようにしているでしょうか。個人的な好みといった要素が入り込むのを避け、その時代における最もよい治療法を選ぶためには科学的根拠が重要です。そしてそれを医師がすぐ入手して利用できるようにする手段が必要です。このような要請に応じて作成されたのが、EBMの実践を可能にするためのガイドラインです。

厚生労働省の依頼により、専門家によってつくられた「喘息予防・管理ガイドライン[1]」は医師向けのものですが、「患者さんのためのEBMに基づいた喘息治療ガイドライン[3]」という患者さん向けのガイドラインも出ています。これらは日本で作成されたものですが、WHO（世界保健機関）によって喘息管理の国際指針として作成され、世界各国で使用されているものもあります[4]。

希望であれば、科学的な証拠に基づいてつくられたガイドラインを読んでみることも1つの有用な方法と思われますのでお勧めします（メモ「EBMとガイドライン」参照）。

● 遠くの病院より近くの病院に転院した方がよいか

　医療において、常に判断の基準になるのは、「これは患者さんにとってプラスの面と、マイナスの面のどちらが大きいか」ということです。例えば、薬1つを出すにしても、病気を治す効果というプラスの面と、薬の副作用や費用、飲む手間などのマイナス面を天秤にかけて、出すか出さないかを決めるわけです。

　遠くの病院に通うというのは、普通に考えていくつかのマイナス面があります。喘息の場合であれば、発作が起きているときに遠くの病院まで行かなければならないというのは、苦しいばかりでなく喘息死の危険につながります。風邪で少し具合が悪いときなど、早めに受診して治療を受けるべきであるのに、遠いために行くのをためらっているうちに大きな発作になってしまう、このようなことが最も大きなマイナス面です。

　したがって、距離以外の条件がすべて同じなら、近くの病院に通った方がよいというのは明らかなことです。しかし、患者さんも医師も極めて多様性に富んでいますので、「条件がすべて同じ」というのはあり得ないことです。おそらく遠くても通いたい病院にはなんらかのプラス面（専門医、総合病院、特殊な治療、医師、スタッフの人柄など）、があるのでしょう。遠くの病院に通っておられる方には一度プラス面と、マイナス面の比較をしてみることをお勧めします。

　それでも遠くの病院に通われる方は、マイナスの面を小さくする方法を検討して下さい。例を挙げると、なんらかの理由で遠くの専門医の治療を必要としている場合（「喘息は専門医に診てもらうべきか？」参照）、近くにも相談しやすい医療機関をみつけておくことはたいへん重要なことです。医学の進歩に伴って専門分化が進むにつれ、ますます重要性を増してきたのが専門医と「かかりつけ医」、病院と診療所などの連携です（メモ「喘息の病診連携」、132頁参照）。

● 介護認定は可能か

　条件を満たしていれば喘息患者さんが介護認定を受けることは可能です。

　介護保険の被保険者は、65歳以上の「第1号保険者」と、40歳以上65歳未満の「第2号保険者」に分けられます。

　第1号保険者は、原因のいかんを問わず「介護が必要な身体精神の状態」にあれば介護認定が受けられますので説明は省略します。

　第2号保険者は「老化に伴う病気」として認められた15の特定疾病（メモ参照）が原因で「介護が必要な身体精神の状態」にあれば認定が受けられます。気管支喘息は特定疾病のうちの慢性閉塞性肺疾患（肺気腫、慢性気管支炎、気管支喘息、びまん性汎細気管支炎）に含まれ、診断基準は「発作性の呼吸困難、喘鳴、咳（特に夜間・早朝）が、症状がない時期を

はさんで反復する。気道閉塞が自然に、または治療により改善し、気流制限は可逆的である。その他、気道過敏症を示す」となっています。

　介護認定の詳しいプロセスはここに述べませんが、特定疾病に該当するか否かは「主治医意見書の記載内容に基づき、市町村等に置かれる介護認定委員会が確認を行う」となっていますので、かかりつけ医にあらかじめ相談したうえで申請を考えてみるのがよいと思います。治療方針の決定に重要な、喘息重症度判定における「日常生活の制限」がどの程度あるかという問題は、「介護が必要な身体精神の状態」の存否にかかわってきますので、主治医には日常生活の状況について常日頃から具体的に説明しておくことをお勧めします。

ASTHMA MEMO　　**特定疾病**　「初老期の痴呆（アルツハイマー病、脳血管性痴呆など）」、「脳血管疾患（脳出血、脳梗塞など）」、「筋萎縮性側索硬化症」、「パーキンソン病」、「脊髄小脳変性症」、「シャイ・ドレーガー症候群」、「糖尿病性腎症・糖尿病性網膜症・糖尿病性神経障害」、「閉塞性動脈硬化症」「慢性閉塞性肺疾患（肺気腫、慢性気管支炎、気管支喘息、びまん性汎細気管支炎）」、「両側の膝関節または股関節の著しい変形を伴う変形性関節症」、「慢性関節リウマチ」、「後縦靭帯骨化症」、「脊柱管狭窄症」、「骨折を伴う骨粗鬆症」、「早老症（ウェルナー症候群など）」

9・お医者さんへのかかり方

Q&A

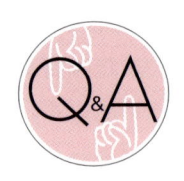

1 発病や病気の悪化を予防するための医者の選び方を教えて下さい。

「病気の予防には、まだ喘息になっていない人が発症するのを防ぐ一次予防と、既に喘息になっている人の増悪(発作)を防ぐ二次予防があります。また、喘息死を予防するというのは喘息の管理で最も重要なことの1つです」

喘息の一次予防には、素因(なりやすい体質、アトピー体質など)、原因因子(ダニ、カビ、花粉、職業に関連したアレルゲン、ペットのアレルゲンなど吸入アレルゲン)、寄与因子(喫煙、大気汚染、ウイルス呼吸器感染、食事、低体重出生など原因因子への感受性を高めるもの)のコントロールが大切です。

二次予防は、発作を起こさせないために吸入アレルゲンへの再曝露を防ぎ、発作を惹起する薬物、食品添加物などを避けるといった原因因子に対するアプローチのほか、呼吸器感染や運動、強い情動の負荷、冷房の過剰な使用など増悪因子を回避する日常生活上の注意が含まれます。このような薬物によらない管理(二次予防)を基礎にして、各ステップの薬物療法を行うのが喘息治療のポイントです。

このような予防に関する研究は数多くの科学的根拠に基づいています。既に、ガイドライン[1]などを通じて臨床に応用されつつありますので、こうした問題に関心と知識をもった医師を探すことができるとよいでしょう。例をとれば「ダニの除去を目的とした環境整備」といった問題について、考え方と方法を具体的に教えてくれるような医師は、相談する価値ありといえます。

喘息死の予防上重要なのは、患者教育(喘息で死亡することもありうることの周知、発作時の対応の仕方)、急性発作への対策(喘息カードの普及、救急病院との連携)、二次予防の徹底、重症度を考慮に入れた十分な治療です。特に発作時に患者さんがとるべき対応を具体的に教えてくれる医師が喘息死を防いでくれます。

2 喘息について治療や指導をしてくれるシステムを取っている医院や病院を教えてほしいのですが、所在がわかりません。

「喘息の予防や治療については多くの科学的根拠が呈示され整理されて、臨床の場で既に応用されています(メモ「EBMとガイドライン」、133頁参照)。1つのガイドラインが作成されるには多数の専門家の意見が反映されますが、このようなコンセンサスを喘息の治療や指導に応用してくれる医療機関がどこにあるかというのは、まだわかりにくいのが現状です」

1つの目安ですが、日本アレルギー学会が認定する教育施設のような、アレルギー・喘息専門の医師が複数いて、科学的根拠に基づいた医療の教育、研究、実践を行っている病院は、このような要望に対応してくれると考えられます(日本アレル

ギー学会ホームページ[5]で検索可能です）。しかし、このような教育施設は、大都市ではともかく地方では数が少なく、通院の手間や急な発作への対応のことを考えるとデメリットもあります。

　一番実際的でよい方法と思われるのは、このような病院で必要な検査や指導管理のための教育を受けてコントロールをつけ、二次予防や自己管理に対する基本的な知識を十分身につけたうえで、病院から地域の「かかりつけ医」を紹介してもらうことです。

③ 喘息は内科で、鼻炎は耳鼻科に通っています。内科は毎年担当医が変わり今年で3人目となりました。特別大きな発作は起こっていませんが不安です。

　「**しばしば内科の担当医が変わるということは、大きな病院で転勤が多いのでしょうか。確かに自分の体質や喘息の特徴をよく知っていてくれる主治医が変わるというのは不安で煩わしいものです。転勤がなさそうな医師の外来に振り替えてもらうことができれば一番よいのですが、それが無理でしたら、地域で開業しているアレルギー認定・専門医**（メモ「アレルギー専門医」、127頁参照）**を病院から紹介してもらうというのは如何でしょうか**」

　開業医であれば通常転勤の心配はありませんし、通院の手間も少なくて済みます。但し、現在のところ開業しているアレルギー認定・専門医の数は（特に地方においては）十分多いとはいえませんので、近くでみつからない場合もあります。このような場合、認定・専門医ではなくとも、ガイドラインなどをよく勉強し、病院との連携に熱心であるという内科医を病院で探して紹介してもらえるとよいのですが。よく相談してみて下さい。

　2点ほど注意事項を述べます。まず喘息の治療は当然内科で継続的に受ける必要がありますが（第1章 Q11「発作がないときにも定期的に受診しなくてはいけませんか？…」、11頁参照）、鼻の疾患を合併している方は、鼻の治療をきちんとすることによって喘息のコントロールも改善することがありますので、耳鼻科の治療も鼻炎が改善するまで続けて下さい。上に述べたような状況で内科と耳鼻科が別々の医療機関になった場合、薬が両者で重複することがあるので注意が必要です。もう1つは、医療機関を変わって喘息症状が悪化した場合は専門的な診療が再び必要になりますので（メモ「かかりつけ医が専門医への紹介を考慮する条件」、126頁参照）、もとの病院にまた相談できるような連携態勢を維持することが必要です。

4 私のかかりつけ医は内科の開業医ですが喘息の専門医ではありません。幼い頃から診てもらっていて安心なので喘息も診てもらいたいのですが、専門医でなくても適切な治療は受けられるのでしょうか？

「受けられる可能性はあると思います。但し、いくつか考慮に入れて頂きたい点があります」

　第1点は、必要が生じたときに「かかりつけ医」から専門医療機関に紹介してもらうことができるかどうか、です。喘息の病因、病態は多様です。またその重症度もさまざまで、これらの事柄をすべて考慮したうえで治療方針を決定することが重要なのですが、非専門医でこれが困難な場合もあります（メモ「かかりつけ医が専門医への紹介を考慮する条件」、126頁参照）。必要が生じて専門医に紹介してもらった際には、適切な二次予防の方法、喘息日誌やピークフローの使用方法といった面まで指導を受けたうえで、専門医にもとの病院に戻れるように逆紹介してもらい、再び「かかりつけ医」で日常管理を受けるようにするとよいと思います。

　第2点は、緊急時の対応という問題です（第5章 Q&A. 60「発作がどの程度になったらどう対処すればよいのですか？」、86頁参照）。特に夜間、休日などでかかりつけ医が対応できないときに発作が起きたらどうすればよいのかということです。このようなとき治療を受けられる連携病院はあるか、救急病院で呈示する喘息カードのようなものはあるか、といった点です（メモ「喘息の病診連携」、132頁参照）。

　このような問題をクリアできていれば、幼い頃から診てもらっている医師は最も頼りになる存在です。一度は専門医療機関で治療方針について相談したいと思っていても、なかなか患者さんの方からは切り出しにくいものですが（「セカンドオピニオンを求めたいときは」、132頁参照）、今後も「かかりつけ医」で診てほしいという希望をはっきりと話し、そのうえで専門医受診について紹介を頼むのであれば、かかりつけの医師はそのメリットを理解したうえで対応してくれる可能性が高いと考えます。

5 転勤により主治医を変えざるを得ないのですが、どういう基準で選んだらよいでしょう？　治療法が変わり過ぎても困るのです。

「まず、転勤先のお住まいから通院できる範囲でどのような医療機関を選べるか、ということを考えてみましょう」

　現在までの情報（発症、重症度、治療、治療に対する反応、検査成績、禁忌薬剤、喘息の特殊な病態）などは現在かかっている医師から診療情報として文書で次の医師に伝達されなくてはなりません。通常、紹介状（診療情報提供書）という形を取ります。紹介状を書いてもらうときに、紹介先の医療機関まで指定してもらえるのが一番よいと思いますが、日本中すべての地域にすぐ紹介先をもっている医師は多くありません。

最近よく利用されるのが日本アレルギー協会の発行している「患者相談協力認定医・専門医名簿[2]」「日本アレルギー学会ホームページ[5]」です（メモ「アレルギー専門医」、127頁参照）。しかし、転居先の近くに専門医・認定医がいない場合は、その地方の教育病院（第9章Q&A．2「喘息について治療や指導をしてくれるシステムを取っている医院や病院を教えてほしいのですが、所在がわかりません」、136頁参照）にいったん紹介してもらい、そこからさらに地域の「かかりつけ医」を紹介してもらうという方法もあります。

紹介状と一緒に、あれば喘息日誌やピークフローモニタリングの記録も持参して下さい。それらすべてを参考にして治療法を決めてもらうわけですが、新たに重症度の判定をし直して、そのうえで治療法を変えた方がよいということであれば、従前の治療にこだわり過ぎない方がよいと思います。

6 長期の海外赴任をすることになりました。国内とは事情が違うと思うので心配です。どのような点に注意したらよいのでしょうか？

「この質問に対しては、少なくとも3つの点からお答えしなくてはならないと思います」

第1点は、医学上の問題です。喘息の診療において発作の予防が重要であることは当然ですから、海外に赴任してからも継続的な治療を受ける必要があります。また、いざ増悪をきたした場合にも適切な発作治療を受けられるような手だてを考えておかなければなりません。治療管理については、WHO（世界保健機関）の作成した

ASTHMA MEMO　**英文診断書**　短期であれ長期であれ、喘息などの慢性疾患をもつ患者さんが海外に出る場合は診断書を持参するのが賢明です。渡航先が英語圏でない場合でも、英文のものは必ず1通用意して下さい。これは、非英語圏でも多くの国の医学教育が英語でなされているという事情以外に、渡航先にたどり着く前に（例えば飛行機の中で）具合が悪くなる可能性も考慮に入れておく必要があるからです。

短期の場合は、旅先で急に具合が悪くなったときに医療機関にかかるためのものですから、ある程度簡潔明瞭なスタイルが要求されます。長期の場合は（特に海外赴任といった場合）、現地の医療機関で治療を継続することを前提にしますので、症状や治療経過などを（喘息の場合は、例えば「WHOのガイドライン[4]」に準拠して）記載されたものがよいでしょう。いずれにしても英文の診断書には一定のルールと書式があり、これを守ったものを作成してもらう必要があります[7]。

「かかりつけ医」に英文診断書を作成してもらえればそれが一番よいと思われますが、それが不可能な場合には、診断書の翻訳について相談できる機関もあります[8]。

さらに英文の診断書以外に現地語の診断書が必要な場合は、当該言語の翻訳機関を在日外国公館に問い合わせるのがよいでしょう。

ガイドライン[4]が世界各国で翻訳され使用されています。これもピークフロー値などを参考にした重症度別の治療方針を示したものですから、このガイドラインに沿った形で現在の「かかりつけ医」に診断書を書いてもらうのがよいと思います（メモ「英文診断書」）。病歴、重症度、アレルゲン、現在の治療、悪化したときの対応策、禁忌薬剤などの情報が最も大切ですが、薬剤の名称を成分名（併記する場合は成分名—商標名の順）で記載してもらうことは重要です。

第2点は各国の医療事情です。先進国の首都といった赴任先であれば比較的心配は少ないのですが、そうでない場合は、まず最も近い専門医療機関を探す作業から始まります。各々の国の事情をここに紹介するのは不可能ですが、外務省ホームページ[6]などを参考にして、可能な限り事前に調べておくべきだと考えます（メモ「在外公館医務官情報」参照）。

第3点は保険制度の問題です。これも赴任地の医療環境により異なります。現地の医療保険（公営、民営）に加入した方がよい場合、途上国など海外旅行傷害保険を利用した方がよい場合、日本の健康保険が利用できてそれを使った方がよい場合（慢性疾患をもっていると、現地の保険や海外旅行傷害保険を利用できないこともある）など、さまざまなのです。どのような制度を利用するにせよ、派遣する企業の理解と協力が必要なのは当然のことでしょう（赴任に伴う人事上の変更で被保険者資格を失うこともありますので注意が必要です）。

いずれの場合でも、十分な情報の収集と準備を赴任の前にしておくことです。生命にかかわることなので、行けばなんとかなるだろうという安易な考えは絶対に避けて下さい。また、赴任先ですぐに医師に相談できない場合のことも考えて、現在使用している薬を多めに持ってゆくことは不可欠です。

ASTHMA MEMO　在外公館医務官情報　日本の外務省ホームページ[6]「渡航関連情報」の在外公館医務官情報には、「世界の医療事情」が紹介されています。この情報は世界各国の在外公館（日本大使館および総領事館）に配置されている70人の医務官が執筆した生の医療情報ですので、参考になる点が多いと思われます。この記事を見て、さらに詳しい現地情報を知りたい場合は、各々の在外公館に問い合わせをされるとよいでしょう（公館の住所や電話番号などは、「世界の医療事情」で調べることができます。但し、すべての公館に医務官が駐在しているわけではありませんので、医務官がいない所の場合、在外公館領事担当官に相談して下さい）。

上記の情報はインターネットを利用される場合の入手方法ですが、インターネットを利用されない場合は、出版物として「世界の医療事情」外務省大臣官房会計課福利厚生室発行（非売品）、が2001年に政府機関や図書館に配布されていますので（各都道府県立図書館にあります）それをご覧下さい。

7 長期通院を続けているのに一向に症状が改善しません。今受けている治療法が正しいのかチェックする方法はありますか？

「たいへんお困りであろうと思います。長年治療を受けて症状が改善していないというと、治療が間違っているのではないかと不安になるのはもっともです。このような場合、すぐに検討すべきことが何点かありますので、まず三段階に分けて考えてみましょう」

第一段階では、現在投与されている薬剤（吸入、内服、貼付など）が、指示されたとおりに使用できているか検討してみて下さい。例えばテオフィリンのように血中濃度が一定のレベルに達しないと効果が極端に落ちてしまう薬剤では、飲み忘れや自己判断による量、服用回数の調節は思わぬ影響をもたらします。ほかの薬との飲み合わせも問題になることがあります。

第二段階では、二次予防が適切に行われているかと考えることです。例えば吸入アレルゲンの回避が適切に行われているか（ダニの除去、屋内でのペット飼育、職業性曝露など）、鎮痛剤などの薬物や食品添加物はどうか、増悪因子の喫煙やストレス、室内の空気の汚染などについても考えてみて下さい。

第三段階では、医師と一緒になって問題を検討して下さい。まず、投薬だけでなく定期的に（できれば同一の）医師の診察を受けていますか。喘息の症状がよくなっていない事実が客観的な重症度評価として医師に伝わっていますか。喘息日誌やピークフローモニタリングなどを実施したうえで重症度を再チェックしてもらい、必要であれば治療のステップアップをしてもらうのがよいと思います。

このような段階を十分に検討して、なおかつコントロールに到達しないのであれば、第四段階として専門医のセカンドオピニオンを受けるべきです。特殊な病態が関与しているのに気づかれていないという可能性もあるからです（メモ「かかりつけ医が専門医への紹介を考慮する条件」、126頁参照）。

8 大きな病院でないとステロイド治療は受けられないのでしょうか？

「ステロイドは大きな病院でなければ使えない薬ではありませんが、使い方には注意が必要です」

喘息におけるステロイド治療には、吸入、経口、注射がありますので、各々について説明します。

吸入ステロイド療法は有効性が高く、副作用も少ない治療法とされています。軽症から重症まで適応があり、長期管理薬として大きな病院から一般の診療所まで広く使用されるようになりつつあります。しかし、喘息患者さんに対する電話調査[9]では、わが国における吸入ステロイド療法の使用率は成人12％、小児5％と、ヨーロッパにおける成人22％、小児23％に比べてたいへん低い数値にとどまっています。吸入という手技を患者さんに教えるのに時間がかかる、というのが普及に手間取って

いる最大の理由と考えられていますが、この点はヨーロッパでも同じことでしょうから、わが国における普及の遅れには、日本人のステロイドに対する過度の警戒心、薬は飲むものと考える国民性などといった要因も関係しているように思われます。一般の診療所でも、吸入ステロイドを使用している医師は、探せば決して少なくないはずです。処方を受けたら、発作のときに吸入してもすぐ効く薬ではないこと（発作止めではなく長期管理薬）、使用後口をゆすぐことの2点だけは思い出して下さい。

経口ステロイド療法も、大きな病院でなければ受けられない治療ではありません。但し、長期管理薬としての経口ステロイド療法は吸入ステロイド療法に比べ副作用も大きいので、注意が必要です。また、長期に経口ステロイドの治療を受けている患者さんは、増悪したときに大発作になりやすいという傾向がありますので、専門医とかかりつけ医で共同管理するのが望ましい方法です。悪化時に短期間使う発作治療薬としての経口ステロイドは、副作用面での心配は少ないのですが、使用頻度が高くなるとそれだけ重症度も高いということですから、やはり専門医との共同管理が望ましいといえます。

経静脈的に注射で投与するステロイドは、発作治療薬として病院の大小にかかわらず使用されますが、頻度が高ければ基礎になる治療が不十分ということを意味しますので、専門医による治療内容の見直しが必要でしょう。長期管理薬として筋肉注射で使用する持続性のステロイド剤は適応が少なくなり、病院の大小にかかわらず最近ではあまり使われていません。

9 複数の病院で同時に喘息の治療を受けてもよいですか？
「あくまで必要に応じてということになります」

まず、治療にかかわる医師すべてに、複数の病院で治療を受けていることを知らせて下さい。1つの病院における診断、治療方針、検査結果、緊急の発作処置の状況、禁忌薬剤、その他あらゆることを、できれば文書にて別の病院の医師にも伝えておいて下さい。

のっけから厳しいことを言いましたが、安易な考えで複数の病院の治療を受ける（特にそのことを医師に告げずに）ことには危険が伴うのを理解してほしいと思うのです。例えば、複数の病院で、同じ成分の薬が処方されていて（薬の名前や剤形が異なることもあります）両方服用したら血中濃度が上がり過ぎて中毒域に達した、というような事例もあります。ある病院で処方されている内服薬と同じ成分の点滴を別の病院で受けたために、やはり中毒症状が出たという例もあります。別々の病院で、併用禁忌の薬を別々に出されていて両方飲んでしまうということもあります。逆に、薬が変わったために継続的な使用が必要な長期管理薬を中断してしまい、発作に至るということも考えられます。

先に述べたのは、あくまで「安易な考えで」複数の病院の治療を受けてはいけないということです。「しっかりした考え」のもとに「かかりつけ医」と専門医の両方の治療を受けるのは、喘息の管理上有意義な場合もあります[「近くの「かかりつけ医」、遠くの専門医、どちらで喘息を診てもらうべきか」（131 頁）、「セカンドオピニオンを求めたいときは」（132 頁）参照]。しかしあくまでそのことを両方の医師に知らせて、必要な情報を文書で共有してもらわなければ先に述べた危険が生じます。

　どうしても「かかりつけ医」に相談できない状況（旅行中、休日、深夜、その他）のときに増悪して、発作治療を受けなければならない場合は、ためらわず救急受診して下さい。紹介状、喘息カード、喘息日誌などがあればそれを呈示するのが望ましいことはいうまでもありません。しかしそれがなくても我慢していてはいけません。治療中であることを救急の医師に告げ、服用している薬を見せるなど、可能な方法で情報を伝えて、時機を逃さず治療を受けて下さい。

10 お医者さんによって言うことがまったく違うので困っています。

　「確かに"まったく違う"ことを言われると迷ってしまうと思います」

　しかし、複数の医師の「メッセージの違い」が、まったく背反するような「質的な違い」だったのか、それとも「程度の違い」にとどまるものだったのか、よく考えてみる必要がありそうです。

　例えば A 医師には『もう、治療の必要はありません』と言われ、B 医師には『これからも、ずっと長期的な喘息管理が必要です』と言われたのでは、まったく反対のように感じられるでしょう。

　最近の喘息管理についての考え方として「重症度対応段階的薬物療法」というのがあります。症状の程度（発作の頻度、日常生活や睡眠の障害度、夜間発作）やピークフロー値に応じて治療を決めるのがこのやり方です。この管理方法の中にステップダウンという考え方があります。ある治療により喘息が改善し、3 ヵ月症状が安定していたら薬を減らすという方法ですが、これがうまくいった場合、最終的に毎日の長期管理薬は必要なくなり、発作治療薬の頓用だけになります。さらに、この発作治療薬の頓用さえ必要がなくなって、一定期間無発作で経過したところで A 医師から『もう、治療の必要はありません』という説明があったのではないでしょうか。

　それでは A 医師と B 医師の説明はどちらが正しいのでしょうか。じつは、どちらの医師も言葉足らずだったのだと思います。本当は次のように説明すべきでした。少し長いですが読んで下さい。

　『あなたの喘息は治療によって改善し、毎日の定期的な内服や吸入をしなくても安定しています。発作止めをいつでも手元において使えるようにしたうえで、治療はいったん終了としましょう。しかし、喘息は完全に身体の中から消えたわけではなく気管支の敏感さやアレルギーは存在しています。二次予防についての心構えは怠

りなく継続して下さい。季節の変わり目や風邪をひいたときなどに自覚症状が出た場合、またピークフローの値が低下したときは、発作止めを使用したうえで早めに受診して下さい。発作がなくても半年ないし1年に一度は来院して、水面下の悪化がないか診察を受けて下さい。喘息は糖尿病や高血圧と同様、完全に治癒するわけではなく長期管理によってコントロールしてゆくべき疾患なのです」。

　ここまでの説明で、両医師のどちらが正しくてどちらが間違っていると決めることはできないことがおわかり頂けたと思います。このような混乱が起きないようにするためには、日本の医療現場の慌ただしい雰囲気を改善するところから始めねばならないでしょう。

　しかし上に挙げたような場合とは別に、例えば喘息かどうかという診断そのものについて医師によって意見が異なるのなら、これは必要に応じて専門医を受診し、鑑別診断をしっかりしたうえで治療に取り組むべきでしょう〔「喘息は専門医に診てもらうべきか？」（126頁）、「セカンドオピニオンを求めたいときは」（132頁）参照〕。

11　寝る前の薬を飲むと吐き気がします。医者に相談した方がよいでしょうか？
「すぐに相談して下さい」

　吐き気という症状は薬の副作用として珍しいものではありませんが、この場合は下に述べるような理由から、医師に相談して対策を考えてもらう必要があります。

　喘息の薬には、寝る前に飲むように処方されるものがいくつかあります。寝る前に飲んでおくと、消化管から吸収された薬の血液中の濃度が夜中から早朝にかけて一番高くなるので、早朝に悪化しやすい喘息の治療には具合がよいのです。このような使い方をされる薬の1つにテオフィリンがあります。この薬は血液中の濃度が上がり過ぎるとテオフィリン中毒を起こしますが、その症状の1つが吐き気です。中毒域に入ると、不整脈、痙攣など吐き気以外の危険な副作用も出やすくなりますから、早く対応して下さい。

　同じ量を以前から飲んでいるのだから大丈夫、というような考えは捨てて下さい。何かの理由で飲み始めた別の薬（例えば抗生物質、痛風の薬、胃の薬など）がテオフィリンの血中濃度を上げて中毒を起こさせることもあります。ウイルス感染、肝臓の機能低下、心不全、発熱、加齢といった身体の要因がテオフィリンの代謝に影響して中毒をもたらすこともあります。これらのほかにも（まだわかっていないだけで）中毒を起こさせるものはたくさんあるかも知れないのです。

12　通院が億劫なので市販の風邪薬を使って症状を抑えていますが、大丈夫でしょうか？
「これは、よいやり方だとはいえません」

　大きな理由は3つあります。喘息の本態が気道の炎症であるということは、ほか

の項でも出てきましたが、「炎症＝火事」と言い換えてみるとわかりやすいかも知れません。

　第一の理由。喘息の治療は重症度に対応して段階的に決めてゆくのがよいという考え方があります。これを言い換えると、小さな火ならバケツの水でよいですが、大きな火はバケツでは消せません。だから早く消防車を呼んでホースで水をかけないと全焼してしまいますよ、ということです。いったん燃え上がった火がどのくらいまで勢いを増すかというのは、なかなか判断が難しい事柄です。バケツの水（風邪薬）でなんとかしようと思っているうちに火（発作）がどんどん大きくなってきて、全焼（喘息死）してしまうのでは困ります。

　第二の理由。水をかけているつもりが、火に油を注いでいることになっていないでしょうか。市販の風邪薬には、喘息の悪化をもたらす成分が入っているかも知れません。例えば、風邪薬に咳止めとして配合されている「中枢性鎮咳剤」が痰を出そうとする力を弱めることがあります（メモ「喘息に使う咳止め」参照）。鼻水を止める「抗ヒスタミン剤」が痰の性質を粘っこく変えて切れにくくすることや、痛み止め、熱さましとして入っている「解熱鎮痛剤」が、アスピリン喘息を起こすこともありますので、軽い気持ちで喘息に使用するとたいへん危険です。

　第三の理由。最も大事なのは「火の用心」、つまり発作を予防する治療だということはご存知と思います。風邪薬にはこのような力は期待できません。定期的にかかりつけ医の診察を受けて、適切な長期管理薬と二次予防で発作を回避して下さい。もしも発作が起きてしまったら、医師から受けた指示に従って発作治療薬を使用し、場合によっては救急外来を受診して、被害を最小限に食い止めて下さい。

ASTHMA **MEMO**　**喘息に使う咳止め**　喘息の咳を止めるには、気道の炎症を改善させるために吸入ステロイドをはじめとする長期管理薬を適切に使うことが大切です。しかし、こういった薬は咳に対して速効性がありませんので、必要に応じてβ刺激薬などを併用することになります。市販の風邪薬に含まれる中枢性鎮咳剤が喘息によくないことは述べましたが、市販薬の中にも漢方療法の考えに基づいた、喘息に効果のある鎮咳薬があります。喘息に対する咳止めとしてよく用いられる漢方薬は麻黄剤（小青竜湯、麻杏甘石湯、ほか）です。麻黄剤はエフェドリン類を含む麻黄を主剤としていますが、マオウエキスなどの生薬エキスに西洋薬を配合した咳止め（アスゲン®、ほか）もあります。

参考文献

1) 厚生省免疫・アレルギー研究班：喘息予防・管理ガイドライン．牧野荘平，古庄巻史，宮本昭正(監修)，協和企画，東京，1998．
2) 患者相談協力認定医・専門医名簿．日本アレルギー協会，東京，2001．
3) 厚生労働省医療技術評価総合研究喘息ガイドライン班：患者さんのためのEBMに基づいた喘息治療ガイドライン．宮本昭正(監修)，協和企画，東京，2001．
4) 牧野荘平，大田　健(監修)：GINA 2000《日本語版》．協和企画，東京，2003．
5) 日本アレルギー学会ホームページ http：//www.js-allergol.gr.jp
6) 外務省ホームページ http：//www.mofa.go.jp/
7) 篠塚　規：実例による英文診断書・医療書類の書き方．メジカルビュー社，東京，2002．
8) オブベースメディカコーポレーションのホームページ http：//www.OBM-MED.co.jp/
9) 足立　満，森川昭廣，石原享介：日本における喘息患者実態電話調査．アレルギー51(5)，2002．
10) 牧野荘平，古庄巻史，宮本昭正，西間三馨(監修)：喘息予防・管理ガイドライン2003．協和企画，東京，2003．

10 救急時の対応―とっさの場合―

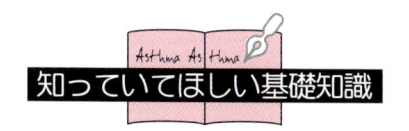

知っていてほしい基礎知識

● 喘息の症状

　喘息の症状で注意しなければいけないのは呼吸困難(呼吸が苦しい)というのは自覚症状であるということです。自覚症状というのは本人にしかわかりません。患者さんの中には苦しいという症状を感じない人がいます。この苦しいという症状は人間にとっては非常に嫌な症状ですが1つの危険信号なのです。この危険信号を感じない人は、例えていえば黄色や赤信号の交差点を信号無視で突入するようなもので事故(喘息死)を起こす可能性の高い人たちなのです。そのためにピークフローという客観的な指標が重要であるといわれているのです。喘息患者の周りの人も喘息患者が"大丈夫、大丈夫"という言葉を鵜呑みにしないで下さい。仰向けで寝られない状況は中発作であり、病院に行って治療を受けなければいけない状況なのです。

● 危険な症状

　危険な状況とは病院に行って治療を受けなければいけない状況と考えると、仰向けで寝られない状況であれば危険な状況です。本人が"苦しくない。大丈夫"と言っても病院に行かせるべきでしょう。ピークフローでいえば50〜70%と考えて下さい。そのほかにも意識の状況が異常であったり、失禁や呼吸停止などの症状が1つでもあったらすぐに救急車を呼んで下さい(表1)。

表 1. 急性発作時の対応

患者がとるべき重症度別の対応(喘息症状の自己管理の手順)			
	症　状	対　処
小発作 (軽症)	呼吸困難はあるが横になれ、日常生活可能の小発作 (多くは PEF 70〜80%)	β 刺激薬定量的噴霧吸入 2〜4 パフ吸入(20 分おきに 3 回可)、および/またはテオフィリン薬で単独か経口 β 刺激薬を併用する。薬剤の効果が 3〜4 時間続くときは自宅治療とする。なお症状あれば救急外来に。
中発作 (中等症)	呼吸困難のため起座位をとり、歩行・会話困難 (多くは PEF 50〜70%)	β 刺激薬定量的噴霧吸入 2〜4 パフ吸入し、さらにテオフィリン薬および経口 β 刺激薬を服用して遅くとも 30 分以内に改善なければ救急外来に。
大発作 (重症)	呼吸困難のため歩行不能、会話困難 (多くは PEF 50%以下)	β 刺激薬定量的噴霧吸入 2〜4 パフ吸入の上、速やかに救急外来に。
エマージェンシー (重篤発作)	呼吸困難高度、チアノーゼ、意識障害、失禁、呼吸停止	直ちに救急車を依頼、酸素吸入しつつ ICU 設備または同等の設備をもつ救急病院に。

(アレルギー疾患治療ガイドライン 95 年改訂版)

ASTHMA MEMO 　**喘息の重症度評価**　それぞれの患者に合った治療ができるように、各患者さんの喘息の重症度を評価します。喘息の重症度とは、急性発作の重症度ではなく喘息の全体的な重症度を指し、患者さんの症状が安定しているときに評価しなければなりません。

診察のたびに尋ねる質問

・症状緩和の吸入薬が必要となる程度の喘鳴や咳で、夜間または早朝に目を覚すことはどのくらいありますか。
・あなたの通常の毎日の行為、身体活動または運動、またはスポーツが喘鳴、胸部の締めつけ感、または咳で妨害されることはどのくらいありますか。
・喘鳴や胸の締めつけ感で症状緩和の吸入薬を使用しなければならないときはどのくらいありますか。症状を鎮めるために何回の噴霧が必要ですか。症状緩和のための吸入薬はどのくらいの時間効いていますか。
・喘息のために勤務/学校をどのくらい休みましたか。

表 2. 喘息の重症度
患者は、症状がみられる分類のうち最も重症度が高い分類に含めること。

症状/指標	軽症	中等症	重症
喘鳴、胸部の締めつけ感、咳、呼吸困難	ウイルス感染または運動などとともに時々	ほとんど毎日	毎日
夜間の症状	なし	<1回/週	>1回/週
起床時の喘息症状	なし	<1回/週	>1回/週
過去1年間の入院または救急受診（成人）	なし	ほとんどない	よくある
生命の危険が及ぶ発作の経験（ICUまたは人工呼吸器）	なし	ほとんどない	既住あり
気管支拡張剤の使用	<2回/週	ほとんど毎日	>3～4回/日
FEV1（予測値に対する%）	>80%	60～80%	<60%
朝の起床時のピークフロー	最近の自己ベストの>90%	自己ベストの80～90%	自己ベストの<80%

Q&A

1　発作の予兆はどのようなものですか？　どうすればよいですか？

「喘息の発作の場合、当初は苦しくないことが多いです。しかし、軽くても危険な発作を起す前兆かも知れません。注意すべきです」（図1）

　発作の予兆としては咳や胸が重い感じがするという状況だと思います。また、朝や動いたとき、咳をしたときにゼイゼイするのも発作の予兆と考えて注意して下さい。苦しくないからといって治療をせずに頑張り過ぎると急激に進行して呼吸停止（喘息死）になってしまう可能性もあります。息苦しくなくても上記の症状がある場合はピークフローを測定して、気管支拡張剤による治療を行って下さい。

　また、環境が悪いことによって息苦しさ（発作）が出ている可能性がある場合はそこからすぐに避難して下さい（例えば、埃っぽいところで掃除をしていたら苦しくなったなど）。

2　息切れを感じたら、とりあえず何をすべきですか？

「息切れを感じるということは危険な状況です。直ちに対処すべきです」

　喘息の症状が悪くなり、息切れを感じるようになったら気管支拡張剤の吸入を行って下さい。息切れというのは危険信号です。速やかな対処が必要です（図1）。

　しかし、ここで注意すべきことは本当に喘息発作なのかということです。そのためにはピークフローで客観的に評価する必要があると思います。まず、気管支拡張剤を吸入してから症状の変化をみて下さい。しかし、苦しいからといって気管支拡張剤に頼って何回も吸うことは危険です。

　息苦しくて気管支拡張剤を吸っても改善されない場合は病院に行くことをお勧めします。

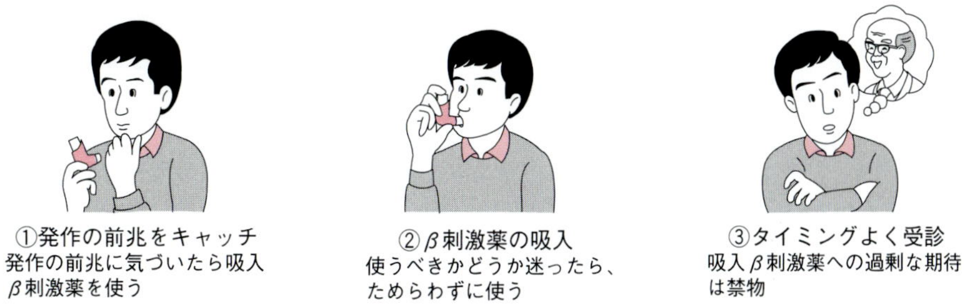

①発作の前兆をキャッチ
発作の前兆に気づいたら吸入
β刺激薬を使う

②β刺激薬の吸入
使うべきかどうか迷ったら、
ためらわずに使う

③タイミングよく受診
吸入β刺激薬への過剰な期待
は禁物

図1．喘息発作にうまく対処するために、患者さんが実行すべき3つのアクション

10・救急時の対応―とっさの場合―

3 自宅での発作時の対応は？

「自宅で対処（治療）できる状況は前述した発作の予兆がある場合や発作でも仰向けで寝られるような小発作の状況です。決して、中・大発作などで自宅での治療を継続しないで下さい」

小発作の状況では気管支拡張剤を1〜2吸入（薬によって違います）を20分おきに3回吸入をします。その後は1時間ごとに吸入して3〜4時間持続するようであれば自宅での治療も可能です。ガイドラインではこのように記載されています。しかし、このような使い方は非常に煩雑で臨床では患者さんが理解して行えるかどうか疑問です。また、ガイドラインどおりの使用をするとやや気管支拡張剤の使用回数が多過ぎる印象があります。筆者の場合は、1日の気管支拡張剤の使用回数が4回以上でなければコントロールできないときは翌日でもよいので病院に来るように指導しています（患者指導では簡単に教えることも重要だと思います）。

中発作のとき（仰向けで寝られない状態）でも、初期には自宅で気管支拡張剤による治療を開始します。しかし、改善傾向が認められなかったらすぐに病院に行った方がよいでしょう。大発作・重篤な症状がある場合はすぐに救急車を呼んで下さい。

4 苦しくなったらどのタイミングで救急受診したらよいのでしょうか？

「ピークフロー値がレッドゾーンに入ったら、夜中でもいつでも、直ちに病院に行く必要があります」

まず、このような状態に至る前に、発作止めを使っておられると思いますが、気管支拡張剤の吸入を20分おきに3回繰り返しても改善をみないようならそれ以上の効果は期待できないので、救急受診して下さい。いったん効いても1〜2時間でまた息が苦しく速くなり悪化しているようならやはり救急受診が必要です。小鼻がピクピクする（鼻翼呼吸）、肋骨が空気を吸うときに見える（陥没呼吸）、横になると苦しいので座って肩で息をしている（起座呼吸）といった症状は、急ぐ必要があるというサインです。唇の色が悪い（チアノーゼ）、苦しくて歩けない、会話もできないというのはさらに緊急性を要する状態ですので救急車を呼ぶ必要があります。タイミングを逸すると、意識混濁、失禁、呼吸停止という状態に至り、手遅れになる可能性があります。

ここまでに述べたことはあくまで一般論です。救急受診のタイミングは、やはり患者さんごとに考えねばなりません。以前に意識障害を伴うような大きな発作を経験した患者さんは、再び急速な発作の増悪が起きるかも知れません。日常的に経口ステロイドを使用しないとコントロールが不良になる重症の患者さんも注意が必要です。このような患者さんは上に述べたような状態よりも軽い段階で救急受診する必要がありますので、かかりつけ医から指示を受けておいて下さい。アスピリン喘息の患者さんが解熱鎮痛剤で発作を起こしてしまった場合は、軽く思えてもすぐに

救急受診して下さい。

5 気管支拡張剤、水分補給、腹式呼吸、排痰は有効ですか？

「気管支拡張剤のポイントは早期に使用し、使い過ぎないことです」

　気管支拡張剤の使用のポイントは早い段階で、適切な吸入方法で行うことです。

　もう1つ重要なことは、喘息はどこで起こるかわからないということです。気管支拡張剤はどこにいても使用可能なように持ち歩いて下さい。また、夜間に喘息は悪くなることが多いので枕元に置いておくのもよい方法だと思います（特に、旅行に行くようなときは必ず持ち運んで下さい）。

　水分補給は、喘息発作のときには過換気になり脱水気味になります。それが喘息の状態を悪化する可能性もあるため、水分補給は重要だと考えます。

　喘息発作時の体位は上半身を起こした方が楽です（起座位）。これは横隔膜の動きを楽にしたり、心臓に対する負担を軽減するのに有効なためです。この起座位をとらせたうえで腹式呼吸をすることは発作時には非常に有効な呼吸法です。腹式呼吸は、横隔膜を使って十分に息を吸います。そして、重要なのは息を吐くときです。息を吐くときは口をすぼめて時間をかけて、ゆっくり息を吐きます。このような呼吸をすることにより患者の呼吸は楽になり、負担は少なくなります。

　喘息の場合は、痰は非常に粘稠性があり、出しにくいものです。痰を出すためには気管支拡張剤による治療は重要です。特に、加湿効果のあるネブライザーは有効でしょう。喘息発作を頻回に起こす人は家にネブライザーの機械を持っておくのもよいかも知れません。ネブライザーはMDIと異なり、呼吸を合わせる必要もなく、霧を吸い込むだけでよいので有効な方法だと考えます。また、排痰を促すための方法（肺理学療法）もあります。しかし、この方法は喘息発作のときは熟練を必要としますので訓練された医療従事者が行った方がよいと思います。

6 喘息の発作で死ぬことはあるのですか？

「喘息の定義では可逆性がある、すなわち発作が起きてももとに戻るはずです。以前は喘息は死なない病気であるといわれていました。しかし、喘息の発作のために人口10万人あたり日本では4人以上が亡くなっています」

　なぜ死ぬかというと発作になると気道が狭窄し、気道に分泌物（痰）が溜まるために呼吸ができなくなります。いわゆる、窒息のため酸素が取り込めなくなり、心臓が停止し、死亡に至ります。そのほかにも、喘息発作の治療薬であるβ刺激薬やテオフィリンを頻回に使用すると不整脈などを引き起こす可能性もあります。重症の喘息患者の場合は、感染症にかかりやすくなり、肺炎などで死亡することもあります。また、欧米では日本に比べて喘息死は約1/10と非常に少ないといわれています。その理由は吸入ステロイドの普及が日本の2〜3倍の使用量があるためといわれて

います。もっと吸入ステロイドの普及に取り組まなければいけません。

7 喘息発作で死ぬことがあるそうですが、患者として特に気をつけなくてはならないことはなんでしょうか？

「現在でもわが国において年間数千例の喘息死が発生しています。これを予防することは臨床上たいへん重要な課題です。喘息死の危険因子は（表3）に示すように多数ありますが、患者さんの側の喘息に対する認識上の問題を2つ挙げてみます」

第一は、患者さんの日常非発作時に治療に対する認識が不十分なことです。喘息の長期管理の要諦は、重症度に合わせた治療の継続と二次予防（発作予防）ですが、この点についての重要性を認識しなければ、不安な受診（第1章 Q11「発作がないときにも定期的に受診しなくてはいけませんか？…」、11頁参照）、長期管理薬の吸入や服薬の怠慢、仕事や勉強の優先といった治療不十分を惹起しかねません。喘息は慢性疾患で気道の炎症によって起きる病気です。治療不十分の状態が続けば発作を繰り返し、炎症が悪化してさらに大きな発作を引き起こすという悪循環に陥り、いずれ重大な結果に至る可能性があります。

表3．喘息死の危険因子

1. 男＞女
2. 15歳以上
3. 難治性喘息
4. 致死的高度発作救命例（重篤発作の既往歴）
5. MDI・ネブライザー過度依存傾向
6. β刺激薬のみによるネブライザーの自宅利用
7. 不規則な通院治療（コンプライアンスの悪さ）
8. 頻回の発作による救急室受診
9. 重篤な食物・薬物アレルギー歴
10. 合併症；乳幼児の下気道感染症 　　　　気胸 　　　　10歳以上の右心不全
11. 外科的緊急手術
12. 欠損・崩壊家庭、独居
13. こだわらない、活動的性格
14. 患者を取り巻く医療環境の不備

第二は、発作時の対応に対する認識が不十分なことです。喘息死の直接的な原因として最も重要なのは「受診の遅れ」ですが、このような事態は本人の危機感の不足や、家族など周囲の人の喘息に対する無理解によって引き起こされる可能性があります。また気管支拡張剤の吸入への過度の依存によって受診の時機を逸することにならないよう、注意が必要です。喘息患者さんは、発作を繰り返すうちに呼吸困難に対して鈍感になることがあります。このため発作を過小評価する危険性があるわけですが、客観的な状態把握のためにはピークフローの使用に慣れておく必要があるでしょう。喘息発作はある時点までは普通と同じように思えても、最終的には急激な発作となって救急搬送しても間に合わない「着院死（CPAOA）」となりうることを、本人も周囲の人もよく理解しなくてはなりません。

8 喘息発作で死ぬことがあるというのは聞いています。喘息死を減らすための対策は講じられているのでしょうか？

「前項では喘息死の原因として、日常の治療管理、発作時の対応についての患者さん側の認識不足を指摘しましたが、それはそのまま①医師による患者教育の不足、②医師による治療の不適、として考察する必要があります」

喘息患者さんに対する電話調査[1]では、「喘息を引き起こすもととしての気道炎症」がどの程度認識されているか調べたところ、7%前後という数値でした。「炎症」というのは難しい概念なので、この数字はやむを得ないかも知れないのですが、慢性の病気であるという教育ができているか、気がかりなところです。同じ調査におけるピークフローの使用状況についても「持っている」という回答が、わが国で成人12%、小児7%と、ヨーロッパの成人27%、小児26%に比べて低率です。ピークフローを「知っている」という知識のレベルでもわが国とヨーロッパでは大きな差がありました。喘息のコントロールの指標として重要なものであるだけに、わが国の医師の患者教育は不十分なのではないかという指摘もあります。

同じ調査で、吸入ステロイド療法の普及状況について、やはりわが国とヨーロッパで大きな差の存在することが指摘されました。吸入ステロイドにより気道炎症を十分に改善させて発作を予防するという治療法の導入がわが国では遅れているという指摘もあります（第9章Q＆A．8「大きな病院でないとステロイド治療は受けられないのでしょうか？」、141頁参照）。

発作時の対応についてはゾーン・システム（第5章Q＆A．60「発作がどの程度になったらどう対処すればよいですか？」、86頁参照）の考え方が重要ですが、ピークフロー測定が普及していない状態を改善させる必要があるでしょう。

患者さんが、休日や深夜の発作のときに駆け込める医療機関を確保することは、「受診の遅れ」をなくすためにどうしても必要です。そのためには医師の側の努力で「病診連携」を確立し、救急受診の際に呈示する「喘息カード」を普及させねばなりません（メモ「喘息の病診連携」、132頁参照）。救命救急や教育現場、さらには一般市民への啓蒙活動を行い、喘息死を防ぐための社会的なシステムづくりを行うことも今後の課題として重要と思われます。

9 薬や吸入器がない状態で発作が起きたときはどうすればよいのでしょう？応急的な対処法はありますか？

「一番重要な点はパニックにならないようにすることです」

突然、窒息するような発作になることは少ないと思います。まず、環境が喘息に悪影響を与えているのであればそこから避難して下さい。そして、呼吸を整えることが重要です。起座位を保ち、腹式呼吸・口すぼめ呼吸をして下さい。その後、速やかに医療機関に連絡を取り、かかりつけ医でなくても近くの医療機関に行くこと

です。しかし、常にβ刺激薬を携帯することが一番重要です。
　また、海外に行くときは主治医の先生に病名と薬の内容、禁忌薬などを書いてもらうことも重要だと思います。

10 発作に備えた練習法があれば教えて下さい。

　「発作に備えた練習法というのはないと思います。しかし、β刺激薬の吸入方法はマスターしておかなければいけません」
　発作に備えるために、患者には喘息カードを携帯することをお勧めします。発作のときには話せない状況の場合もあり、かかりつけの医療機関に行けるとも限りません。また、喘息患者はアスピリン喘息など禁忌薬もある場合が多いので最低限、自分は喘息患者で、どのような治療を受け、禁忌薬はあるか、などの情報を記載し、携帯することは重要です。

11 発作のときには気管支拡張剤があれば大丈夫なのですか？　効かないこともあるのでしょうか？

　「発作時には気管支拡張剤は効果があるはずです。もし、効果がない場合は以下のことを考えなければいけません」
・気管支拡張剤がうまく吸えているかどうか。
　MDIは吸入方法が難しいので吸入方法をマスターしておくことは重要です。また、薬が入っているかどうか、期限切れではないかなど、日頃から注意しておいて下さい。うまく吸えない人の場合はネブライザーを用意しておくという方法もあります。
・気管支拡張剤に頼り過ぎていないかどうか。
　気管支拡張剤を頻回に使用すると効果の減弱がみられることがあります。その場合は非常に危険です。なぜならば、急性の治療の中心は気管支拡張剤なのでその効果がなくなるということは有効な治療法がなくなってしまうからです。有効な治療法は適切に使用しなければいけません。
　＊気管支拡張剤の効果がなく、苦しい場合は医療機関を受診する方がよいでしょう。

12 軽い発作のときには我慢していれば治まるのでしょうか？

　「軽い発作の場合は環境因子を取り除くことによりよくなることはあります。しかし、我慢していれば大丈夫という考えはもたない方がよいでしょう」
　β刺激薬は早めに使用し、早くよくして、使用頻度をできるだけ少なくて済むようにした方がよいと思います。我慢し過ぎることは止めて下さい。

13 発作の段階と各々の段階への最善の対処法を教えて下さい。

「表4、5を参考にして下さい」

表 4. 喘息症状（急性増悪）の管理（治療）

治療目標：呼吸困難の消失、体動、睡眠正常、日常生活正常 ピークフロー（PEF）の正常値（予測値できれば自己最高値 70％以上）、酸素飽和度＞90％* 平常服薬、吸入で喘息症状の悪化なし					
喘息症状の程度	呼吸困難	動作	治療	自宅治療可、救急外来 入院、ICU**	検査値*
1．軽度	苦しいが横になれる	やや困難	β刺激薬吸入、頓用[*1] テオフィリン薬頓用	自宅治療可	PEF 70〜80％
2．中等度	苦しくて横になれない	かなり困難、かろうじて歩ける	β刺激薬ネブライザー吸入反復[*2] β刺激薬皮下注（ボスミン®）[*3] アミノフィリン点滴[*4] ステロイド薬静注[*5] 酸素[*6] 抗コリン薬吸入考慮	救急外来 1時間症状改善すれば；帰宅 4時間で反応不十分 2時間で反応なし ┐入院治療 高度喘息症状の治療へ ┘	PEF 50〜70％ PaO_2 60 torr 以上 $PaCO_2$ 45 torr 以下 SpO_2 90％以上
3．高度	苦しくて動けない	歩行不能 会話困難	β刺激薬皮下注（ボスミン）[*3] アミノフィリン持続点滴[*7] ステロイド薬静注反復[*5] 酸素[*8] β刺激薬ネブライザー吸入反復[*2]	救急外来 1時間以内に反応なければ入院治療 悪化すれば重篤症状の治療へ	PEF 50％以上 PaO_2 60 torr 以下 $PaCO_2$ 45 torr 以上 SpO_2 90％以下
4．重篤症状 （大発作の治療に反応しない発作・上記治療でも悪化） エマージェンシー 重篤発作	（状態） チアノーゼ 錯乱 意識障害 失禁 呼吸停止	会話不能 体動不能	上記の治療継続 症状、呼吸機能悪化で挿管[*9] 酸素吸入にもかかわらず PaO_2 50 torr 以下および/または意識障害を伴う急激な $PaCO_2$ の上昇 人工呼吸[*9] 気管支洗浄 全身麻酔（イソフルラン・セボフルラン・エンフルランなどによる）を考慮	直ちに入院、ICU**	PEF 測定不能 PaO_2 60 torr 以下 $PaCO_2$ 45 torr 以上 SpO_2 90％以下

（文献2）より引用）

* 気管支拡張剤投与後の測定値を参考とする。
** ICU または、気管内挿管、補助呼吸、気管支洗浄などの処置ができ、血圧、心電図、オキシメーターによる継続的モニターが可能な病室。
[*1] $β_2$刺激薬 MDI 1〜2 パフ、20 分おき 2 回反復可。無効あるいは増悪傾向時 $β_2$刺激薬 1 錠、コリンテオフィリンまたはアミノフィリン 200 mg 頓用。
[*2] $β_2$刺激薬ネブライザー吸入：20〜30 分おきに反復する。脈拍を 130/分以下に保つようにモニターする。
[*3] ボスミン®（0.1％エピネフリン）：0.1〜0.3 ml 皮下注射 20〜30 分間隔で反復可。脈拍は 130/分以下に止める。虚血性心疾患、緑内障、甲状腺機能亢進症では禁忌、高血圧の存在下では血圧、心電図モニターが必要。
[*4] アミノフィリン 6 mg/kg と等張補液薬 200〜250 ml を点滴静注、1/2 量を 15 分間程度、残量を 45 分間程度で投与し、中毒症状（頭痛、吐き気、動悸、期外収縮など）の出現で中止。通常テオフィリン服用患者では可能な限り血中濃度を測定。
[*5] ステロイド薬静注：ヒドロコルチゾン 200〜500 mg またはメチルプレドニゾロン 40〜125 mg 静注し、以後ヒドロコルチゾン 100〜200 mg またはメチルプレドニゾロン 40〜80 mg を必要に応じて 4〜6 時間ごとに静注。
[*6] 酸素吸入：鼻カニューレなどで 1〜2 l/分。
[*7] アミノフィリン持続点滴：第 1 回の点滴（項目[*4]）に続く持続点滴はアミノフィリン 250 mg（1 筒）を 5〜7 時間で（およそ 0.6〜0.8 mg/kg/時）で点滴し、血中テオフィリン濃度が 10〜20 μg/ml（但し最大限の薬効を得るには 15〜20 μg/ml）になるよう血中濃度をモニターし中毒症状の出現で中止。
[*8] 酸素吸入：PaO_2 80 torr 前後を目標とする。
[*9] 気管内挿管、人工呼吸：重症呼吸不全時の挿管、人工呼吸装置の装着は、時に危険なので、緊急処置としてやむを得ない場合以外は複数の経験ある専門医により行われることが望ましい。

表 5. 医療期間での小児喘息の急性発作に対する治療

	症状	SpO₂（学童以上）	PEF（学童以上）β吸入前	PEF（学童以上）β吸入後	治療
小発作	軽い喘鳴がある。軽い陥没呼吸を伴うこともある	96％以上	＞60％	＞80％	・β刺激薬の吸入
中発作	明らかな喘鳴と陥没呼吸を認め、呼吸困難がある	92〜95％	30〜60％	50〜80％	・β刺激薬の吸入反復 ・アミノフィリンの静注または点滴静注
大発作	著明な喘鳴、呼吸困難、起座呼吸を呈し、時にチアノーゼを認める	91％以下	＜30％	＜50％	・酸素吸入下でβ刺激薬の吸入 ・アミノフィリンの点滴静注・輸液 ・アシドーシスの補正 ・ステロイド薬静注 ・イソプロテレノール持続吸入考慮
呼吸不全	著明な呼吸困難、チアノーゼ、呼吸音減弱、尿便失禁、意識障害（興奮、意識低下、疼痛に対する反応の減弱）	91％以下（酸素投与下）	測定不能	測定不能	・上記治療持続 ・ステロイド薬増量 ・イソプロテレノールを増量して持続吸入 ・気管内挿管・人工呼吸考慮

（文献2）より引用）

注）PEFは予測値または自己最良値に対する％。SpO₂は学童以上を対象として得られたデータであるので乳幼児の場合は注意が必要。

14 救急時の補助呼吸法を教えて下さい（胸郭外圧迫法、陽圧換気法）

「喘息の救急時に一番重要なことは酸素を十分投与することと換気をすることです」

　補助呼吸法で胸郭外圧迫法は胸郭下部を呼吸の呼気時に合わせて手のひらで押すことによって換気を補助する方法です。この方法を救急隊が行うことによって喘息死を減らすことができたという報告もあります。しかし、この方法は呼吸にうまく合わせなければ逆に患者さんの呼吸を妨げる可能性もあります。胸郭外圧迫法は講習などでマスターしてから実際の患者に行うべきでしょう。

　陽圧換気法は鼻、または口・鼻マスクを装着し、人工呼吸器で陽圧換気をする方法です。この方法は非侵襲的であり、現在注目されている治療法です。救急車（救急隊）での使用も有効かも知れません。

15 アスピリン喘息で発作を起こしたときの対応法を教えて下さい。

「アスピリン喘息も喘息発作と同じです」

　ただ、アスピリン喘息の場合は、投与してからすぐに大発作のような非常に激しい発作になりますから緊急処置をしなければいけません。救急車をすぐに要請した方がよいでしょう。自宅で処置をしようとしない方がよいと思います。救急車が到着するまでにβ刺激薬をできる範囲で吸入するのはよいことだと思います。しかし、アスピリン喘息は治療に反応して短時間でよくなるのも特徴です。ですから、最初の数時間の対処が命の分かれ目になるので判断は速やかに行って下さい。

参考文献

1) AIRJ（Asthma Insights and Reality in Japan）：全国喘息患者電話調査．グラクソ・スミスクライン（http://www.glaxosmithkline.co.jp），2001．
2) 牧野荘平，古庄巻史，宮本昭正，西間三馨（監修）：喘息予防・管理ガイドライン2003．協和企画，東京，2003．

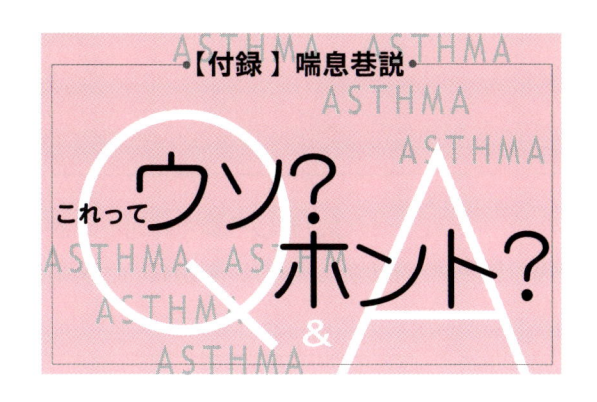

【付録】喘息巷説 これってウソ？ホント？ Q&A

● 吸入ステロイド：高血圧になる

　　吸入ステロイドは肺や気管支を通過した後、肝臓を通ると、すべて分解されるという特徴があるので、全身性の作用はないといってもよいと考えられます。ですから内服薬のステロイドでは高血圧が出ますが、吸入ステロイドではほとんどそのような心配をしないで済むと考えられます。

● 吸入ステロイド：痒みや発疹が起こる

　　吸入ステロイドは全身性の作用はほとんどないと考えられ、痒みや湿疹の原因になることはまず考えられません。乳糖が含まれる場合に、これにアレルギー反応が出ることも考えられます。

● 吸入ステロイド：眠くなる、お肌に悪い、ニキビや吹き出ものが出る

　　上記と同じ理由で内服薬ではありうる副作用でも吸入ステロイドでは、ほとんど考えなくてよいでしょう。

● 吸入ステロイド：長期間使用するとホルモンバランスが崩れ、生理不順や骨粗鬆症になる

　　内服のステロイドでも骨密度が低下するのにプレドニン® 換算7.5mg、10年間といわれています。通常用量の吸入ステロイドはプレドニン® 換算でほとんど5mg以下と考えられるので、副作用としてもホルモンバランスの問題や骨密度の低下が問題になる量とは考えられません。

● 吸入ステロイド：ドーピング検査はアウト

　　ステロイドという言葉はスポーツ選手の筋肉増強剤としてのステロイドと混同されてしまうことがあります。スポーツ選手が筋肉の増強に用いるステロイドは蛋白同化ホルモンであり、男性ホルモンの一種です。吸入ステロイドは用いているステロイドが副腎皮質ホルモンなのでドーピングとは関係ありません。

● <u>吸入ステロイド：嗅覚障害が出る</u>

　　　副腎皮質ホルモンのステロイドは、むしろ嗅覚障害を治療する働きがありますので、よほど、間違った使い方をしない限り、問題ないと考えます。

● <u>気管支拡張剤：過剰使用は死亡</u>

　　　ステロイドを怖がる患者さんが多いのにもかかわらず気管支拡張剤を怖がる患者さんは少ないのが現状ですが、気管支拡張剤の方が一時的にまとめて飲むと非常に危険な薬となります。気管支拡張剤にはβ刺激薬とキサンチン製剤としてテオフィリンがありますが、これは血液の血中濃度を10〜20μg/dlに維持すると治療量として適切です。しかし20μg/dlを越えると吐き気、頭痛、動悸などで問題を起こし、極端に高くなると人工透析をしないと生命を維持できないといわれています。β刺激薬にもさまざまな形があり、いずれも抗炎症作用がないといわれているので現在ではあまり長期的な使用はしないようにしていますが、吸入器としては極めて広く普及しています。そのような中で過剰使用が問題になっており、いずれも発作の強いときに使用して効果が得られないことを理由に、回数を増やして、最終的にカリウム低下、心筋刺激作用により不整脈を起こすことが問題といわれています。

● <u>女性は結婚や妊娠で体質が変わり喘息が治る</u>

　　　女性の場合、再発するのは25歳前後に多いといわれています。結婚や出産などのストレスが引き金になるといわれています。妊娠した場合には胎盤からステロイドホルモンに類するホルモンが増えるためか1/3の患者さんはよくなるといわれています。一方で残り1/3は変わらず、さらに残り1/3は悪化するといわれています。

● <u>出産すると発作は出なくなる</u>

　　　妊娠中に改善もしくは変わらない人は約6割です。出産したあとは、胎盤のホルモンの影響で約1ヵ月は調子のよい状態が続きますが、その後、一時、悪化する時期を経て、妊娠前のレベルに戻るといわれています。

● <u>喘息発作は月経前後に多い</u>

　　　月経前後に発作が多いか少ないかは個人差があります。思春期や若い女性で問題になることが多いようです。全体的に黄体ホルモンの影響でむくむこともいけないようです。ロイコトリエン拮抗薬で予防したり、利尿剤を使ったり、さまざまな工夫がなされていますが、普段からの喘息発作予防治療によって、回避できるのではないかと考えられます。

● **喘息患者はピルを使えない**

　　喘息患者さんは一般的にホルモン療法で悪化する例が多く、女性ホルモンを利用したHRT（Hormone Replacement Therapy）などで悪化する例が報告されています。私もHRT療法が流行した頃に3例の女性に使用したところ、2例が発作を起こしたので文献を調べましたら、やはり発作を誘発するという内容の論文をみつけたので、その後はHRT療法は喘息患者さんには行わないことにしました。

● **喘息でインポテンツ**

　　確かに喘息に使用される気管支拡張剤の多くは交感神経を刺激する薬剤が多く、メカニズムのうえではインポテンツを助長する方向に働くことは事実です。しかし、喘息が改善し、吸入ステロイドなどによる気道の炎症などの改善を目標とした治療を行うことにより、自律神経系に影響する気管支拡張剤を使用する必要が少なくなれば、その影響を受けることが少なくなるのでほとんど問題にしなくて大丈夫であると思われます。

● **喘息は甘ったれが原因で根性で治る**

　　根性だけで重症の喘息を直すことはできません。しかし自律神経のバランスの問題を考えると気管支喘息は交感神経が緊張している状態のときの方が、気管支が拡張し、副交感神経が優位な場合は気管支が狭くなると考えられます。したがって自律神経が交感神経緊張状態にもっていった方が、薬の使用量は減量できる可能性はあるかも知れません。ですから一時的であれば、緊張した神経の状態、つまり根性を維持した状態の方が発作は少なくなると考えられます。しかし人間はいつもいつも緊張しているとどこか疲れが出てしまい、このようなときに却って極端に神経の緊張が解けて、発作が悪化するとも限りません。したがって根性だけで、つまりいつも緊張することによって発作を乗り切ろうと考えてばかりいると身体が疲労して逆効果になります。仕事で緊張する時間とリラックスできる時間を上手に組み合わせて、適度な緊張と休息のバランスを心がける方が賢明だと思います。

● **甲状腺と喘息は関係あるか**

　　甲状腺機能に影響する病気は免疫系の病気に関係しますので、そのような意味では、つまり広い範囲では喘息と甲状腺疾患は似た者同士のような病気といってもよいかと思いますが、実際の合併例が極端に多いわけではありません。気管支喘息があるからといって必ず甲状腺の病気があるとは限りませんが、心配でしたら、簡単に甲状腺機能の検査ができますので一度、主治医の先生にお願いして調べて頂くとよいかと思います。

笑い過ぎると発作が出る

　　発作のコントロールが悪い場合は笑ったり、ラーメンの湯気を吸ったり、タバコの煙などで、すぐむせて喘息発作を起こすことはしばしばあり得ます。

　　対策としては常に発作が起きないように予防的な治療、特に吸入ステロイドなどによって発作を起こしにくくすることが大切です。

喘息治療でアトピーになる

　　喘息治療ではアトピーも改善しますので、積極的に喘息の治療はすべきと考えますが、昔から交代現象といわれ喘息がよくなるとアトピーが悪くなり、喘息が悪くなるとアトピーがよくなるといわれていました。これは自律神経の分布が変化して喘息のため気道の自律神経が不安定だったのが、喘息がよくなって皮膚の自律神経が交代で不安定になったといわれていたことがあります。そしてわざと皮膚の自律神経を刺激する目的で皮膚に痛みの強い注射剤を打って皮膚の自律神経を刺激することで、気道の自律神経を安定化させるというのです。そのためアストレメチン®などという薬が使われたことがあり、また減感作療法が効く作用機序としても実はこのようなことがあるのではないかといわれてきました。同じような交代現象はアレルギー性鼻炎との間で起こることもありますが、最近は抗炎症治療の考え方が進み、治療や観察を行っていると、やはり十分な抗炎症治療を行っている場合は、交代現象を起こさせずすべてのアレルギー性疾患をコントロールすることが可能になっているように考えます。

喘息発作を起こすと下痢になる

　　喘息発作を起こす場合は副交感神経が優位になっており、そうなれば腸管の動きが活発になるので下痢になる可能性はあると思います。但し、なんらかの食事アレルギーが共通して喘息と下痢に関与している可能性もあり、さまざまなアレルゲン、特に食物に感作されている症例ではありうることと考えます。

鼻炎も治れば喘息も治る

　　鼻炎と喘息は合併例が多く、共通のアレルゲン反応が原因でそれぞれを悪化させている可能性があるので、例えば、ダニ対策を行うことで、両方の症状が改善する可能性は十分、存在すると考えます。また鼻炎がひどいおかげで鼻水が喉に回り、後鼻漏として喘息発作を間接的に増悪させている場合もあるので、鼻汁の症状などを改善させると、そのために喘息がよくなることもあります。また、鼻閉のため口呼吸していた患者さんは喉を痛めることが多かったのですが、鼻閉の改善で喉の風邪をひかなくなったおかげで喘息が出なくなったという方も多数、おられます。

● 薄着、冷水浴、乾布摩擦が効く

　　これらはなんらかの形で、自律神経系の不安定な状況を安定させるようにするものだと考えられます。まず、風邪をひかなくなり、結果的に喘息発作が減るようです。但し、薄着で頑張るあまりに風邪をひいたり肺炎を起こしたのでは逆効果です。冷水浴を行った場合に寒ければ、その後で温かい湯船に入っても構いません。暑い寒いの交互の刺激だけでも自律神経を鍛えることになるといわれています。

● 喘息死は思春期の死亡率が高い

　　喘息死の統計では過去の5～34歳までの喘息患者さんの死亡についてみてみると過去に2回もこの世代の喘息死が増えたという時期があります。今、少し改善しているようだとのことですが、日本では1993年の統計では10万：0.73であり、世界でも最も悪い成績を記録していました。治療の主導権が親から本人に移動するものの、成人として治療責任についての認識が十分でないこと、また本人も生活の変化が大きいことなどから、治療に際しての余裕がもてないことも一因と考えられます。

● ハーブが喘息に効く

　　これでよくなれば問題になりませんが、これのみで直そうとするのは不可能です。ただ、ハーブの力で呼吸が刺激され深い呼吸ができれば呼吸機能の改善につながる上手な呼吸刺激法となるかと考えます。ベッドサイドで治療に使う場合もあり、また昔、感冒のときにおばあちゃんがネギを刻んで喉に巻いたりしてくれた経験のように、刺激性の香りが呼吸機能を刺激して効率のよい咳や排痰、深い呼吸に寄与してくれているのだと思います。

● 喘息にはお湯をたくさん飲むとよい

　　水分ならば通常、なんでもよいといわれていますが、中には内臓に取り込まれないで消化管ばかりがタップンタップンになったという話も聞きます。一般的に水分を摂ると痰が切れやすくなり、痰が絡む場合、鼻が詰まる場合など水分を摂ることが推奨されています。吸収をよくしたイオン飲料なども医療用に検討され使用されています。

● レトルト食品、ジャンクフードは喘息の大敵

　　喘息患者全員の原因というわけではありませんが、アスピリン喘息の人は、防腐剤や添加物で発作を起こしやすくなるので警戒します。このような食品に日もちさせるために防腐剤を使っていたとすると、アスピリン喘息の方は反応しても不思議ではありません。ジャンクフードも脂肪分が多くなるのでリノレン酸の摂取過剰か

らアレルギー反応を助長するアレキドン酸の系が活性化されている可能性があります。

● タバコ以外の煙、例えば焼き鳥や蒲焼きなどの煙、お線香やお香、花火や焚き火の煙などでも喘息に悪い

焼き鳥や蒲焼きの煙に関してはよくわかりませんが、お線香の煙で調子を崩す喘息患者は確かにいます。また、花火の煙では特に線香花火の煙は悪くさせるかも知れません。実は私も喘息ですが線香花火の煙を吸うと咳き込んでしまいます。お香や焚き火の煙なども化学的な裏づけはありませんが、煙を吸い込むと咳をする可能性はあります。それによって喘息発作を起こす可能性はあると思います。注意は怠らない方がよいと思います。

● 喘息は伝染する

喘息が伝染するなどあり得ないことです。しかし、喘息は細菌感染で増悪するので、細菌が感染することで発作を起こすとまるで発作が伝染したような錯覚をする場合もあると思います。また、同一家族内に同じような素因がある場合は家族内で喘息になるので伝染したように錯覚する場合もあると思いますし、台風などの低気圧で多くの喘息の人たちが次々に発作を起こす場合なども伝染したようにみえるかも知れません。

● 喘息に効くツボがある

咳を止めたり、喘息発作で緊張した神経を改善するためにいろいろなツボが工夫されています。しかし鍼治療などをして交感神経の緊張を低下させると発作を起こす患者さんがあること、また発作まで起こさなくても、直後のピークフローは通常、低下しています。但し、針治療などは直後の効果はよくないといわれていますが長期的にはβエンドルフィンの分泌を促進して患者さんの健康状態を改善させるのに役立つといわれています。

和文索引

あ
アスピリン喘息	31
アトピー咳嗽	103
アトピー型喘息	11
アトピー性皮膚炎	18
アナフィラキシーショック	29
アレルギー性鼻炎	18
アレルギー専門医	127
アレルギー反応	8
アレルゲン	7,18
──検査	24

い
イエローゾーン	64
インタール®	113
インフルエンザ	115
遺伝	16
痛み止め	31
咽頭カンジダ症	80

う
うつ状態	45
ウイルス	31
運動誘発性アナフィラキシー	40
運動誘発性喘息	37

え
エアゾール方式	62
塩基性鎮痛解熱剤	35

お
オープンマウス法	62

か
かかりつけ医	139
カビ	29
ガイドライン	140
化学物質過敏症	27
可逆性	3,7
花粉症	18
風邪	25
過敏性肺臓炎	103
介護認定	134
咳型喘息	5
漢方薬	77

き
気管支炎	90
気管支拡張剤	50
気象条件	23
気道炎症	3
気道過敏性	3,10
気流制限	3,91
喫煙	16
逆流性食道炎	90
吸入ステロイド	12,50
救急受診	48,150
胸痛喘息	98
禁煙	16

く
グリーンゾーン	64
空調病	28
果物アレルギー	93
口すぼめ呼吸	105

け
ケミカルメディエーター	8
解熱剤	31
解熱鎮痛剤	145
血痰	101
減感作療法	7,54

こ
コントローラー	55
呼吸筋ストレッチ体操	62
呼吸困難	5
呼吸法	62
呼吸リハビリ	105
後鼻漏	90
好酸球	3
──数	7
──性炎症	7
抗アレルギー剤	54
抗炎症治療	53
抗ヒスタミン剤	99
香辛料	37
高齢者	16
昆虫	29

さ
酒	44

し
シックハウス症候群	26
室内環境	22
受動喫煙	26
重症度	15
初回通過現象	51
小児喘息	15
食餌性抗原	22
食品添加物	36
心臓喘息	7,102
心不全	102

す
スギ花粉症	21
スクラッチテスト	7
ステロイド	49
ストレス	26,45
スペーサー	72

せ
セカンドオピニオン	85
生活管理	16
生理	45
咳	5
喘息カード	138
喘息死	12,13
喘息手帳	48
喘息日誌	127

そ
ゾーン・システム	153

た
タバコ	32
ダニ	18
対象薬	55
痰	5

ち
長期管理	53
──薬	55
鎮咳剤	5

て
テオフィリン	53
定量噴霧式吸入器	81
貼付式気管支拡張剤	54

と
ドライパウダー方式	60
唐辛子	37
特異的IgE	7

に
妊娠	87

ね

ネブライザー	81

は

ハウスダスト	18
ハナタケ	36
肺気腫	90
肺機能検査	7
肺線維症	95
鼻アレルギー	94

ひ

ヒュー・ジョーンズの分類	104
ピークフロー	7
──値	7
非ステロイド抗炎症薬	31
百日咳	31

ふ

副作用	71
副腎皮質ホルモン	49
腹式呼吸	62

ほ

補助呼吸法	156
発作治療薬	55

ま

マイコプラズマ肺炎	31
慢性気管支炎	5,90
慢性肺気腫	90
慢性副鼻腔炎	90
慢性閉塞性肺疾患	7,91

め

免疫グロブリン	42

よ

予防維持薬	55
予防接種	33

り

リモデリング	12
リリーバー	55

れ

レッドゾーン	64

ろ

ロイコトリエン受容体拮抗薬	74
肋間神経痛	98

欧文索引

Ⅰ型アレルギー	8

C

COPD	7,91

E

early intervention	13
EBM	133

I

IgE	42

M

MDI	62

N

NSAIDs	31

P

PEF	7

Q

QOL	15

R

RAST	7
RIST	7

T

total IgE	7

これだけは知っておきたい**気管支喘息の基礎知識**
ISBN4-8159-1690-X C3047

平成16年5月5日 第1版発 行

編　　集	──	田　中　一　正
発行者	──	松　浦　三　男
印刷所	──	三　報　社　印　刷 株式会社
発行所	──	株式会社 永　井　書　店

〒553-0003 大阪市福島区福島8丁目21番15号
電話(06)6452-1881(代表)/Fax(06)6452-1882
東京店
〒101-0062 東京都千代田区神田駿河台2-10-6(7F)
電話(03)3291-9717(代表)/Fax(03)3291-9710

Printed in Japan　　　　　　　© TANAKA Kazumasa, 2004

- ・本書の複製権・翻訳権・上映権・譲渡権・公衆送信権（送信可能化権を含む）は株式会社永井書店が保有します．
- ・**JCLS** <㈱日本著作出版権管理システム委託出版物>
  本書の無断複写は著作権法上での例外を除き禁じられています．複写される場合には，その都度事前に㈱日本著作出版権管理システム(電話03-3817-5670, FAX 03-3815-8199)の許諾を得て下さい．